Heinz Böker

Was stimmt?

Angststörungen

Die wichtigsten Antworten

HERDER

FREIBURG · BASEL · WIEN

Gedruckt auf umweltfreundlichem,
chlorfrei gebleichtem Papier

Originalausgabe

www.herder.de
Gesamtherstellung: fgb · freiburger graphische betriebe 2007
www.fgb.de
Umschlaggestaltung und Konzeption:
R·M·E München, Roland Eschlbeck, Liana Tuchel
Umschlaggestaltung: © buchcover.com
ISBN: 978-3-451-05838-7

Inhalt

Einleitung

Es gibt Krankheiten und Beschwerden, die nach landläufiger Meinung einfach keinen Sinn machen – oder für die man sogar glaubt, sich schämen zu müssen. In der Rangliste der gesundheitlichen Störungen stehen sie auf der untersten Stufe. Eine Blinddarmentzündung oder einen Knochenbruch kann man nachvollziehen. Wer deshalb behandelt werden muss, erhält Fürsorge und Unterstützung. Wer einen Herzinfarkt erlitten hat, muss zuvor etwas geleistet haben, meinen viele. Wer unter chronischen Rückenschmerzen leidet, hat ein Leben lang schwer getragen, ganz im sprichwörtlichen Sinne. Selbstverständlich haben alle diese Patientengruppen Mitgefühl, Respekt und Fürsorge verdient.

Angsterkrankungen: sinnlose Krankheiten?

Aber: Wer leidet schon an Angst? Zu den Angsthasen möchte niemand gezählt werden. Schlimmer noch: Wer wird wegen scheinbar grundloser Angst arbeitsunfähig und lässt sich krank schreiben? Die Betroffenen – es sind immerhin fast 20 Prozent der Bevölkerung – fühlen sich durch ihr Leiden wertlos und ausgegrenzt, so dass sie sich kaum zum Arzt getrauen. Finden sie doch den Weg dorthin, weil das Leben unerträglich geworden ist, so fällt es oft leichter, über körperliche Beschwerden zu berichten. Vielfach dauert es lange, bis die Angsterkrankung diagnostiziert wird.

Ein Angsthase will niemand sein

Angst kann das Leben beherrschen

Wie sehr Angst das Leben beherrschen kann, zeigte Rainer Maria Fassbinders berühmt gewordener Film »Angst essen Seele auf«: Hauptfigur ist ein junger Gastarbeiter aus Nordafrika, der – losgelöst von seiner vertrauten Umgebung und gewachsenen Bindungen – in eine zunehmend größere Isolation gerät und schließlich von Angst überschwemmt wird. Angst kann das Leben und die Seele »auffressen«.

Ein Leben ohne Angst gibt es nicht

Andererseits mag man einwenden, dass es ein Leben ohne Angst nicht gibt. Wie würde es uns ergehen, wenn wir nicht über die Fähigkeit verfügten, das Gefühl der Angst zu entwickeln? Hierauf weist bereits eines der Märchen der Brüder Grimm hin: In der Geschichte »Von einem, der auszog, das Fürchten zu lernen« ist die Rede von einem jungen Mann, der die Furcht nicht kennt und dadurch großes Unheil anrichtet. Erst einer Königstochter gelingt es schließlich, ihn das Fürchten zu lehren. Auf welche Weise, soll an dieser Stelle nicht verraten werden; Neugierige finden die Lösung bei den Brüdern Grimm. Aus ihr kann man schlussfolgern: Furcht und Angst sowie ihre Bewältigung setzen Beziehungen voraus, zu uns selbst und zu anderen.

Das vorliegende Buch soll zu einem veränderten Umgang mit Angst und Angststörungen ermutigen. Zunächst werden wir uns mit der Angst, die zum Leben gehört, auseinandersetzen, schließlich mit der Angst, die krank macht. Ein weiteres wesentliches Anliegen besteht darin, das Wissen zu vermitteln, das wichtig ist, um mit Angst umzugehen und Angststörungen zu überwinden.

Die in diesem Buch gegebenen wichtigen Antworten auf die gestellten Fragen nach dem Sinn der Angst, der Funktion von Ängsten und Angststörungen und deren Überwindung setzten das Studium der inzwischen sehr umfangreich gewordenen Fachliteratur zum Thema Angststörungen voraus. Bei der Sichtung der wissenschaftlichen Studien waren Herr lic. phil. Samuel Leuzinger und Frau lic. phil. Nicole Fonberg sehr hilfreich. Ihnen möchte ich an dieser Stelle danken. Das Buch entstand ferner auf der Grundlage langjähriger Erfahrungen in der Behandlung von Patientinnen und Patienten mit Angststörungen, Depressionen und Zwangsstörungen am Zentrum für Depressions- und Angstbehandlung der Psychiatrischen Universitätsklinik Zürich, ferner an den Psychiatrischen Universitätskliniken Frankfurt/M. und Gießen. Mein Dank gilt nicht zuletzt Frau Dawn Eckelhart, die wiederum in sehr zuverlässiger und umsichtiger Weise die Schreibarbeiten übernommen hat, und Frau Judith Mark, die als Lektorin wesentlich zur Formulierung der wichtigsten Antworten beigetragen hat.

Was ist Angst?

»Angst gehört zum Leben«

»Normale« Angst in verschiedenen Lebensphasen

Jeder kennt das Gefühl der Angst

Jeder Mensch kennt das Gefühl der Angst und hat erfahren, dass Angst »Vorfahrt« beansprucht. Angst lässt sich nicht aufschieben, mag der Anlass auch noch so unsinnig sein.

Angst als Signal

Ohne dieses elementare Gefühl hätte die Menschheit wahrscheinlich nicht überlebt. Angst hat – wie jedes andere Gefühl auch – eine Funktion: Sie ist ein Signal und trägt dazu bei, dass der Betreffende sich mit einer bedrohlichen Situation auseinandersetzt.

Wegen der großen Bedeutung der Angst in der Evolution der Menschheit wie auch in der Lebensgeschichte jedes Einzelnen zählt Angst zu den grundlegenden Gefühlen, den zehn sogenannten Basisemotionen.

Die Angst als Basisemotion

- hat eine körperlich Grundlage (im Nervensystem),
- geht mit einer physiologischen Erregung einher,
- hat ein Ausdrucksmuster (stimmlich, mimisch, gestisch, über Bewegungen),
- geht mit einem ganz speziellen Gefühlserleben einher,
- hat eine bestimmte Motivation (in der Aufmerksamkeit, im Denken und Verhalten),
- beruht auf einem angeborenen Reaktionsmuster.

Gemischte Gefühle

Ein Gefühl kommt selten allein: Meist sind Gefühle im Alltag miteinander vermischt. Solche sogenannten »Mischemotionen« sind eine Kombination aus schwächeren »Basisemotionen«. Beispielsweise könnte jemand eine Mischung aus Angst, Ärger und Traurigkeit empfinden, wenn ein Freund oder eine Freundin eine gemeinsame Wochenendreise kurzfristig absagt, auf die man sich sehr gefreut hat. Die Angst vor einer möglichen Trennung verbindet sich dann mit der Wut darüber, dass eigene Bedürfnisse vom anderen nicht wahrgenommen wurden, und der Trauer um den Verlust des ersehnten gemeinsamen glücklichen Zusammenseins.

Wechselnde Auslöser

Angst hat – sowohl als Basisemotion wie auch in der Mischung mit anderen Gefühlen – keinen festen Auslöser. Vielmehr ändern sich die Auslöser und die Auslösesituationen im Laufe des Lebens sehr deutlich. Die Auslösbarkeit von Angst ist dabei von sehr unterschiedlichen Faktoren abhängig. Eine große Rolle spielen das Temperament, die Fähigkeit eines Menschen, sich an jeweils neue Situationen anzupassen und die eigenen Zielsetzungen innerhalb einer bestimmten Situation. Die Auslösbarkeit von Ängsten hängt dementsprechend auch davon ab, welche individuellen Motive, Interessen, Werte und Absichten ein Mensch hat.

Ein leitender Angestellter beispielsweise, für den es über viele Jahre wichtig war, Verantwortung zu tragen für das Unternehmen, »das große Ganze«, wird Ängste entwickeln, wenn er diese Gestaltungsmöglichkeiten im Zusammenhang mit Umstrukturierungen des Unternehmens verliert. Umgekehrt wird Herr Z., für den es stets bedeutsam war, sich an anderen zu orientieren und seine Fähigkeiten eher in der Anlehnung an andere umzusetzen, mit Ängsten reagieren, sobald der berufliche Aufstieg erstmalig auch mit der Übernahme größerer Kompetenz einhergeht.

Angst und universelle Ziele

Neben der Reaktion auf eine veränderte Situation gibt es auch sogenannte universelle Ziele, die mit dem Basisgefühl der Angst verknüpft sind: Ein wesentliches Ziel besteht etwa darin, Schmerzen zu vermeiden und die körperliche Unversehrtheit zu erhalten. Für die Art und Intensität des Angstgefühls ist dabei nicht nur bedeutend, ob das jeweilige Ziel tatsächlich erreicht oder verfehlt wird, sondern inwieweit es subjektiv als erreichbar erlebt wird, wie schnell das Ziel umgesetzt werden kann und welche weiteren Erfahrungen im Zusammenhang mit der Umsetzung des jeweiligen Ziels verbunden sind.

Angst dient der Erkundung der Umwelt

Angst dient – wie andere Gefühle auch – in gewisser Weise der Erkundung unserer Umwelt. Sie hat am Strom des Bewusstseins beständig Anteil. Wir können heute davon ausgehen, dass es keinen affektlosen Zustand gibt, während man wach ist (im Übrigen auch nicht, wenn man träumt). Je geringer die Intensität des Angstgefühls ist, desto leichter ist es – mittels unserer Fähigkeiten, zu denken und wahrzunehmen – steuerbar. Angst ist wie die meisten Emotionen episodisch und hält somit nur relativ kurze Zeit an. Damit unterscheidet sie sich von den länger anhaltenden Affektzuständen der Depression und der Verliebtheit.

Angst und Furcht: dasselbe?

Noch einige Bemerkungen zum Unterschied zwischen Furcht und Angst. Der berühmte Psychologe und Emotionsforscher Izard meint dazu, dass Angst keine »reine« Basisemotion sei, sondern eine Mischung mit anderen Basisemotionen. Bei Angst kommt außer Furcht häufig noch Traurigkeit, Scham oder Schuld vor. Furcht ist dabei mit einer unmittelbaren Bedrohung des körperlichen Wohlbefindens, der körperlichen Unversehrtheit oder gar des Lebens verbunden.

Angst in verschiedenen Lebensphasen

Es soll nun der Frage nachgegangen werden, welche Faktoren die Entwicklung von Angstreaktionen von der Kindheit über die Adoleszenz bis zum Erwachsensein bestimmen. Wie ändert sich die Angst im Laufe der Zeit? Mit welchen Entwicklungsschritten sind typische Ängste verbunden? Welche sind die seelischen und sozialen Erfahrungen, die in den verschiedenen Lebensphasen Angst auslösen? Und auf welche Weise wird Angst in den verschiedenen Lebensphasen ausgedrückt?

Säuglinge, Kleinkinder

Kennzeichnend für die frühen Furchtreaktionen des Säuglings ist die hohe Unmittelbarkeit der erlebten wirklichen Bedrohung. So löst z.B. ein plötzliches lautes Geräusch oder ein fremdes Gesicht eine Schreckreaktion aus, verbunden mit Weinen (Schmerz-Kummer-Reaktion). Schmerz, Furcht und Unwohlsein werden durch Schreien bzw. Weinen signalisiert.

Bei Kleinkindern können die unterschiedlichsten Situationen Angst auslösen (z. B. Filmszenen oder gespielte Szenen im Kasperle-Theater, Dunkelheit, das Weggehen der Mutter, plötzliche Bewegungen von Tieren). Gleichzeitig sind Kinder in vielen Situationen völlig furchtlos, in denen Jugendliche oder Erwachsene Angst hätten. So erkennen Kinder oft nicht die Sturzgefahr, wenn sie in hohem Tempo mit dem Kinderfahrrad einen Abhang herunterrasen. Vielfach lässt sich bei Kleinkindern ein dynamischer Wechsel von Neugier und Angst beobachten.

Ältere Kinder

Die Furchtreaktionen älterer Kinder sind weiterhin durch die hohe Unmittelbarkeit der Angstreaktion, z. B. bei Schmerzen, gekennzeichnet. Es besteht eine enge Beziehung zwischen der Entwicklung des Kindes (Wissen, realistisches Urteilen) und seinen Angstreaktionen. Angst kann im kindlichen Spiel bewältigt werden. Nicht zuletzt eröffnen gerade auch Märchen den Weg zur Bewältigung von Ängsten in der eigenen Phantasie des Kindes.

Pubertät

Beim Heranwachsenden spielt die Angst vor Zurückweisung oder Geringschätzung durch andere (Freunde, Cliquen, Lieblingslehrer) eine zentrale Rolle. Hinzu kommt die Angst vor Misserfolgen (in der Schule, im Sport) und vor falschen Entscheidungen (z. B. die Berufsausbildung). Die Angst des Heranwachsenden ist insbesondere auch dadurch gekennzeichnet, dass ein eher sorgenvolles, vorwegnehmendes Angstverhalten vorherrscht, nicht jedoch eine unmittelbare Be-

Angstbewältigung bei Jugendlichen

drohung gegeben ist. Stärker als das jüngere Kind kann der Jugendliche sich aktiv um die Bewältigung seiner Angst bemühen. Es kann durchaus auch mit riskantem, scheinbar furchtlosem Verhalten verbunden sein, das zu einer Gefährdung der eigenen Person und anderer Menschen führt (z.B. Autofahren, Konsum von Drogen und Alkohol, diverse Mutproben). Dieses mit erheblichen Risiken einhergehende Angstbewältigungsverhalten orientiert sich oftmals stärker an den Wertmaßstäben der Gleichaltrigen als an denjenigen von Erwachsenen. Es zielt insbesondere darauf, anerkannt zu werden, ein Gefühl von Zugehörigkeit zu erleben und sich zugleich in der eigenen Selbstständigkeit und Abgrenzung von den Eltern zu entwickeln.

Zeiterleben

Eine ganz besondere Bedeutung kommt dem Erleben der Zeit zu. Intensive Gefühlszustände, insbesondere Angst und Depressionen, gleichen denen des Erwachsenen an Schwere, übertreffen sie gelegentlich in Bezug auf ihren selbstzerstörerischen Gehalt und lassen daneben deutlich erkennen, dass die Entwicklung des Jugendlichen hin zu einer eigenen Persönlichkeit noch nicht abgeschlossen ist.

Jugendliche werden in dieser Phase ihrer Entwicklung mit konkreten Forderungen konfrontiert, ihre Rolle in der Gesellschaft einzunehmen. Das bereits vorhandene Spannungsfeld aufgrund der Widersprüche zwischen den Erwartungen des Umfeldes, den Erwartungen an die eigene Person und den wahrgenommenen Möglichkeiten kann noch verschärft werden durch gesellschaftliche Veränderungsprozesse. Erwähnt sei hier die Auflösung traditioneller Familienstrukturen (inkl. Zunahme der Scheidungsrate, der Einelternfamilie), die Zunahme an Mobilität und die für Jugendliche häufig unklaren Perspektiven in einem beruflichen Umfeld, in dem einerseits die Leistungserwartungen steigen, andererseits zur Verfügung stehende Arbeitsplätze nicht ausreichen.

Angst beim Erwachsenen

Die Ängste des Erwachsenen sind vielfältiger Natur. Ängste entwickeln sich z. B., wenn eine weitreichende Entscheidung ansteht (etwa bei der Berufswahl, Familiengründung, dem Bau eines Hauses usw.). Weit verbreitet ist die Angst vor dem plötzlichen Verlust der materiellen Sicherheit und des Wohlstandes (z. B. arbeitslos zu werden, Zahlungsverpflichtungen nicht mehr nachkommen zu können usw.).

Angst vor Unglücken und Krankheit

Verbreitet ist auch die Furcht, dass nahestehende Menschen verunglücken oder schwer erkranken können, oder dass die eigenen Kinder eine unerwünschte Entwicklung nehmen könnten (z. B. in schlechte Gesellschaft geraten, Drogen nehmen oder in der Schule versagen).

Daneben bleiben die auch bei Jugendlichen ausgeprägten Ängste vor einem Mangel an Wertschätzung durch andere als lebenslanges Angstthema erhalten. Diese Angst ist mit den unterschiedlichsten sozialen Situationen verbunden (z. B. selbstständig aufzutreten und zu versagen oder die gewünschte Anerkennung eines Vorgesetzten oder anderer geschätzter Personen zu verlieren).

Häufig können verschiedene Gefühlszustände im Zeitverlauf miteinander verbunden sein – die Angst steht dann möglicherweise erst am Ende dieser Kette.

Diese Angstreaktionen sind bei Erwachsenen individuell sehr unterschiedlich.

Angst und Sinnfragen

Nicht zuletzt kann die »reife« Angst des Erwachsenen eine existenzielle Dimension erlangen und Sinnfragen menschlichen Lebens berühren. Sie ist verbunden mit grundlegenden und zugleich gegensätzlichen Bedürfnissen (nach individueller Lebensgestaltung, vertrauensvoller Öffnung gegenüber den Mitmenschen, Dauerhaftigkeit und Veränderung). Die Ängste vor Abhängigkeit, Ungeborgenheit, Vergänglichkeit und Endgültigkeit lassen sich dementsprechend als »Grundformen der Angst« (Riemann 1975) auffassen.

Angst und Sorge

Angst kann eine zukünftige Situation vorwegnehmen. Der sorgenvolle Anteil der Angst bereitet in gewisser Weise die notwendige Handlung vor (z. B. durch Vermeidung bzw. den geeigneten Umgang mit einem unerwünschten Ereignis). Wie wir noch sehen werden, kann die berechtigte Sorge unter Umständen zu einem sorgenvollen Grübeln werden, dessen Ausmaß dann nicht mehr begründet oder zumindest deutlich übertrieben ist. Das sorgenvolle Grübeln im Rahmen von Angststörungen und Depressionen findet dann »kein vernünftiges Ende« und führt nicht zu einem befriedigenden Ergebnis oder einer neuen, günstigeren Lösung des Problems.

Furcht und Sorge

Während das sorgenvolle Denken wie ein inneres Gespräch betrachtet werden kann, spielen bei der Furcht eher bildhafte Vorstellungen die zentrale Rolle. Der Bioinformatiker Lang hatte durch seine Experimente bestätigt, dass die körperlichen Reaktionen der Furcht umso stärker auslösbar sind, je lebhafter und klarer die bildhaften Vorstellungen von Angstauslösern sind. Mit der bildhaften Vorstellung wird also in unserem Nervensystem offensichtlich ein bestimmtes Muster an körperlichen, motorisch-muskulären und Verhaltenstendenzen (Flucht/Angriff) aktiviert.

Vorwegnehmende Angst

Die vorwegnehmende Angst wird ausgelöst, wenn sich Menschen einer gefürchteten Situation nähern. Sie geht einher mit körperlichen Reaktionen, die jedoch bei weitem noch nicht so ausgeprägt sind wie im Rahmen der Furcht und Panik. Soll jemand beispielsweise in der Öffentlichkeit eine Rede halten, so kann sich die vorwegnehmende Angst in Form eines erhöhten Herzschlags äußern.

Sorgenvolles Denken, vorwegnehmende Angst und Furcht/Panik hängen dementsprechend mit der Unmittelbarkeit einer Bedrohung zusammen. Die jeweiligen Reaktionen gehen mit unterschiedlichen Gedanken, Wahrnehmungen, Gefühlen und Verhaltensmustern einher.

Abb. 1: Sorgenvolles Denken, vorwegnehmende Angst und Furcht/Panik

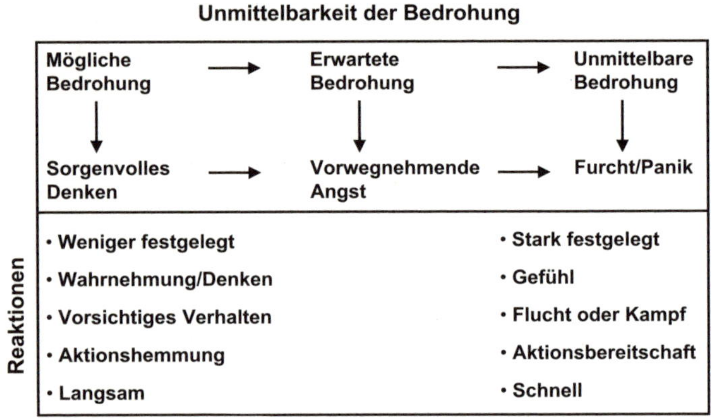

Wovon hängt es nun ab, wie ein Mensch auf bestimmte angstauslösende Situationen reagiert? Die psychologische Forschung unterscheidet die zeitlich überdauernden Einflüsse von den nur kurzfristig wirksamen Einflüssen:

Zeitlich überdauernde Angstauslöser

Zu den zeitlich überdauernden Einflüssen zählen:

- Genetisch verankerte Empfänglichkeit (z.B. physiologische Reaktionsbereitschaft, Temperament),
- unsicher-ängstliche Persönlichkeit,
- Neigung zu sorgenvollem Grübeln,
- Wissen um mögliche Angstauslöser,
- wiederholte Erfahrungen, verbunden mit Lebensereignissen und gelernten Verarbeitungsmustern.

Kurzfristige Angstauslöser

Die Empfindlichkeit für Angstauslöser wird kurzfristig beeinflusst durch:

- die Einschätzung der eigenen Bewältigungsmöglichkeiten hinsichtlich des bedrohlichen Ereignisses,
- die Bekanntheit (Zahl bisheriger Bewältigungsversuche),
- die Anzahl und Art der zur Verfügung stehenden Handlungs- und Vermeidungsmöglichkeiten,
- die gerade vorherrschende Stimmung (Verstärkung der Schreckreaktion bei aktuell vorhandener Ängstlichkeit, Verringerung bei positiver Stimmung).

»Angst-Räume«

Die Angst vor Gewalt im öffentlichen Raum wird von vielen Menschen an bestimmten Orten erlebt. Aufgrund der Lokalisation der Angst können wir von »Angst-Räumen« sprechen. Diese Angst-Räume beschäftigen nicht nur die Psychologie, sondern inzwischen auch die Architektur, die Stadt- und Verkehrsplanung. Es sind insbesondere Frauen, die mit der weit verbreiteten Furcht beim Aufenthalt in öffentlichen Räumen konfrontiert sind.

Inzwischen haben sich auch Schulen zu »Angst-Räumen« entwickelt. In Deutschland hat gemäß einer repräsentativen Studie heute bereits jeder dritte Schüler Angst. Es ist die Angst vor subtilem Mobbing oder offener Gewalt aus den eigenen Reihen – auf dem Schulweg, in der Klasse und auf dem Pausenplatz. Selbstverständlich handelt es sich hierbei nicht nur um eine ortsgebundene Angst, es geht auch darum, wie weit Schüler in einer stark von Konkurrenz geprägten Leistungsgesellschaft mit ihrem schulischen Rucksack künftig überhaupt noch kommen können.

Angst als Attraktion

Es gibt aber auch Angst-Räume, die gezielt aufgesucht werden: Die Angst wird zur Attraktion. Die meisten kennen das kribbelnde Gefühl und die angstvolle Anspannung, die sich dann geräuschvoll entlädt, etwa beim Fahren in einer Achterbahn. Seit kurzem gibt es das Angebot, im Zürichberg – einem weit oberhalb einer der besseren Wohnlagen Zürichs gelegenen Wald – unter fachkundiger Anleitung das nächtliche Grauen kennenzulernen. Marschiert wird in einer Kolonne durch Unterholz, Sumpf und andere glitschige Partien. Als Monster verkleidete Laiendarsteller stürzen sich auf die Besucher, beißen diese in die Ärmel und setzen allerlei Schockeffekte ein. Dieses Spiel mit der Angst löst eine Dynamik in der Gruppe aus, die sehr davon abhängt, wie sich die Beteiligten auf das Spiel einlassen. Auch wenn bei manchen Teilnehmenden die Erkenntnis zurückbleiben mag, dass derjenige, der im Wald wirklich das Fürchten lernen möchte, ihn des Nachts ganz einfach mutterseelenallein durchwandern müsste, zeigt dieses theaterpädagogische Experiment (der Hochschule für Musik und Theater Zürich) doch, auf welch vielfältige – eben auch spielerische – Weise Menschen sich bemühen, mit Angst umzugehen.

Stereotypien, die Angst auslösen

Bestimmte Vorstellungen und Bilder können die Ängste im Alltag vieler Menschen bestimmen. Dabei ist zunächst an die tiefsitzende Furcht vor dem »Anderen«, dem »Fremden«, der nicht der eigenen Gruppe zugehört, zu denken. Dem Staunen angesichts der in Vielem noch geheimnisumwitterten Entstehungsgeschichte des Menschen gesellt sich gelegentlich auch eine besorgte Frage bei: In welchem Ausmaß wirken die genetisch verankerten Verhaltensprogramme, die das Sozialleben der Jägerhorden über so lange Zeiträume hinweg steuerten, auch noch auf die Menschen der modernen, »aufgeklärten« Gesellschaften ein?

Angst vor dem Fremden

Neben der Fremdenangst spielen auch andere Angstinhalte in der öffentlichen Diskussion und in den Medien eine große Rolle. Ein Blick in die Geschichte zeigt, dass diese Angstinhalte in bestimmten Situationen mobilisiert werden und von unterschiedlichen Interessengruppen instrumentalisiert werden können. Neben der Angst vor dem Fremden sind diese Ängste vielfach auch damit verknüpft, mit geschlechtsspezifischen Rollenmustern zu kollidieren oder den erlangten sozialen Status zu verlieren.

Angst vor gesellschaftlichem Abstieg

Der Berliner Soziologe Martin Kronauer weist in diesem Zusammenhang darauf hin, dass die gesellschaftlichen Verlierer in fetten Jahren totgeschwiegen werden, in härteren Zeiten hingegen auffallen. Es komme erst dann zur Auseinandersetzung mit dem »Unterschichten-Problem«, wenn auch die Mittelklasse sich vom sozialen Abstieg bedroht sehe.

Dieser gesellschaftspolitische Exkurs ist wichtig, um die Kulisse vor Augen zu haben, vor der die Angst des Einzelnen sich vielfach abspielt. Im Folgenden soll nun genauer betrachtet werden, wie Angst zur Krankheit wird.

»Wer vor Angst krank wird, ist überempfindlich«

Wie Angst entsteht und wann sie zur Krankheit wird

Angst entsteht im Gehirn

Aus dem bisher Erwähnten ist bereits deutlich geworden, dass die Menschheit ohne das elementare Gefühl der Angst wahrscheinlich nicht überlebt hätte. Angst hat körperliche Voraussetzungen. Sie entsteht im Mandelkern, einer Struktur im Gehirn, die Neurowissenschaftler als Sitz der Gefühle ausgemacht haben, dem sogenannten limbischen System.

Wie Angst sich entwickelt

Wie entwickeln sich das Gefühl der Angst und die damit verbundenen körperlichen Symptome?

- Die Sinnesorgane nehmen einen Reiz aus der Umwelt (z.B. ein Geräusch) oder vom Körper (z.B. einen Druck auf die Haut) auf und leiten ihn an das Gehirn weiter.
- Im Zwischenhirn, und zwar im Thalamus (dem »Tor zum Bewusstsein«), laufen alle Meldungen von den Sinnesorganen zusammen und werden an die Großhirnrinde weitergeleitet. Dadurch werden die entsprechenden Empfindungen bewusst und können kontrolliert werden. Dieser Schaltkreis ist allerdings relativ träge und benötigt etwa 0,3 Sekunden, um zu reagieren.

Sinneswahrnehmungen

- Bei Gefahr für Leib und Leben werden die über Augen, Ohren oder Gefühlssinne aufgenommenen Informationen über den Thalamus ohne Umweg an die Amygdala weitergeleitet, wo eine extrem rasche Reaktion zur Sicherung des Lebens erfolgt. Die Amygdala (»Mandelkern«) aktiviert unterschiedliche Organsysteme, um entweder der Gefahr aktiv trotzen zu können, den Kampf aufnehmen zu können oder aber zu fliehen. Diese sehr schnelle Notfallbahn ist nicht geeignet für eine genauere Analyse der Situation, deshalb wird auch gelegentlich ein »Fehlalarm« ausgelöst: Auch ohne reale Bedrohung wird die Reaktion der Amygdala als nicht unterdrückbar erlebt.

Die Notfallreaktion

- In der Großhirnrinde als dem Ort der bewussten Wahrnehmung und des Denkens werden die Sinnesreize zu Bildern bzw. Begriffen zusammengesetzt und interpretiert. So kann es also sein, dass ein Autofahrer zunächst quietschende Reifen hört und erst wenig später feststellt, dass er selbst es war, der reflexartig wegen eines Hindernisses auf die Bremse getreten hat.
- Der Hypothalamus, der unterhalb des Thalamus liegt, setzt als Steuerungszentrum aller vegetativen und hormonellen Prozesse das entsprechende Programm über das vegetative Nervensystem in Gang. Einer seiner Kerne, der Nucleus paraventricularis, bewirkt über Nervenbahnen die Ausschüttung von Adrenalin und Noradrenalin im Nebennierenmark und regelt über hormonelle Prozesse in der Nebennierenrinde u. a. die Ausschüttung von Kortisol.
- Die Hormone des Nebennierenmarks (Adrenalin, Noradrenalin) und die Glucokortikoide der Nebennierenrinde (Kortisol) aktivieren das vegetative Nervensystem mit seinen beiden Zweigen, dem sympathischen Nervensystem (zur Aktivierung) und dem parasympathischen Nervensystem (zur anschließenden Beruhigung und Erholung).

Ausschüttung von Hormonen

– Die Amygdala stellt zusammen mit dem in der Nähe liegenden Hippocampus, der die Form eines »Seepferdchens« hat, eine Gedächtniseinheit dar. Dadurch können Langzeiterinnerungen aktiviert werden, die für die unmittelbar gegebenen Reize von emotionaler Bedeutung sind.

Die Rolle des Gedächtnisses

Der Hippocampus ist der Sitz des deklarativen bzw. expliziten Gedächtnisses, das vom Bewusstsein gesteuert wird (Le Doux 1998). Der Hippocampus vergleicht und bewertet Reize und Situationen mit Vorerfahrungen, die in der Hirnrinde, dem assoziativen Kortex, gespeichert sind. Ist man beispielsweise allein in einer dunklen Straße einer Großstadt unterwegs und entdeckt einige zwielichtige Gestalten, so führt der Hippocampus eine Beurteilung der Bedrohlichkeit dieser Situation durch, indem er sie mit früheren Erfahrungen oder Erinnerungen, die in der Hirnrinde abgespeichert sind, vergleicht. Im Hippocampus werden also die nüchternen Fakten festgehalten, während im Mandelkern die emotionalen Begleitreaktionen aufbewahrt werden. Dementsprechend bewirkt der Ausfall des Hippocampus ein totales Leben im Hier und Jetzt ohne jegliches Gedächtnis, die Entfernung des Mandelkerns führt zu einer »Affektblindheit«, d.h. zu einer Unfähigkeit, die emotionale Bedeutung von Ereignissen zu erfassen.

Angst setzt Botenstoffe frei

Normalerweise setzt ein Angstreiz die Ausschüttung von sogenannten Botenstoffen im Gehirn in Gang (Serotonin und Dopamin): Muskelspannung und Adrenalinspiegel steigen, raschere Atmung versorgt den Körper mit mehr Sauerstoff. Alles ist bereit für Flucht oder Angriff.

Das Gehirn gleicht diese Angstreaktion mit dem Gedächtnis ab, das im Hippocampus (»Seepferdchen«) lokalisiert ist. Auch das Stirnhirn spielt bei den Angstreaktionen eine zentrale Rolle. Es hilft, Gefühle rational einzuordnen. Zumeist folgt dann die Entwarnung: Das Rascheln im Gebüsch wird wieder die Katze sein, die man schon seit langem kennt. Die Bomben, die in den Nachrichten fallen, bedeuten für uns jedenfalls im Augenblick keine Lebensgefahr.

Die Bedeutung der Amygdala

Die Amygdala ist die Schlüsselinstanz des emotionalen bzw. impliziten Gedächtnisses, das von Signalen aus der Umwelt gesteuert wird und ohne Bewusstheit abläuft. Ein Umweltsignal wird unbewusst als Angstreiz erkannt, was zu Angstreaktion und Adrenalinausschüttung führt. Das impli-

Abb. 2: Die Notfallreaktion des Mandelkerns (Amygdala)

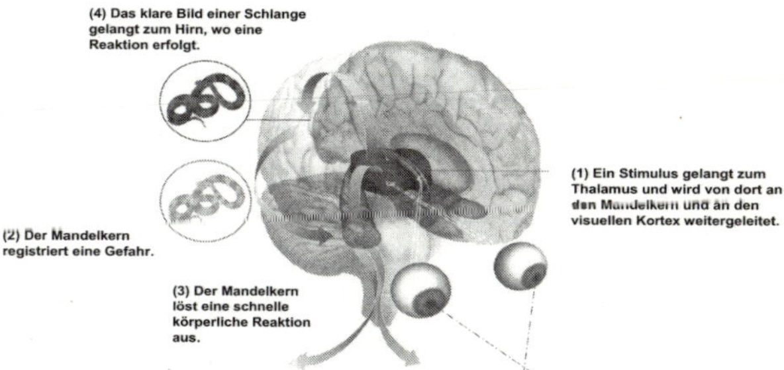

- Gefahrenmeldungen gelangen über die Sinnesorgane zum Thalamus und werden von dort direkt an den Mandelkern weitergeleitet.
- Der Mandelkern löst eine Notfallreaktion aus und aktiviert den Körper.
- Informationen aus dem eigenen Körper (z.B. Herzfrequenz) erreichen den Mandelkern teilweise direkt und teilweise über den Thalamus.

zite Gedächtnis ist der Grund dafür, dass wir uns vor bestimmten Reizen fürchten, ohne dass sie ein auslösendes Ereignis kennen. Diese Reaktionsbereitschaft des Mandelkerns lässt sich als ein biologisch vorgegebenes Programm ansehen. Es ist mit sogenannten »präkognitiven Emotionen« verbunden, d.h. der Mandelkern aktiviert den Körper, bevor ein Sinnesreiz oder eine Situation vollständig erkannt und analysiert wurde.

Die Rolle des Stirnhirns

Das Stirnhirn, insbesondere der präfrontale Kortex, kann die Überreaktion der Amygdala nach genaueren Analysen und Bewertungen der jeweiligen Situationen kontrollieren und das durch den Mandelkern eingeleitete »Notprogramm« stoppen, wenn die Reizsituation als ungefährlich bewertet wird.

Die »Stressachse«

Wenn der Mandelkern in Gefahrensituationen den Hypothalamus aktiviert, werden anschließend auch Stresshormone ausgeschüttet. Dies geschieht durch die Mobilisierung eines verzweigten Systems, der Hypothalamus-Hypophyse-Nebennierenrinden-Achse (HHNA-Achse, auch Stressachse genannt). In aufeinander folgenden Schritten werden drei Hormone ausgeschüttet, die eine optimale Anpassung des Organismus auf Belastungssituationen ermöglichen:

- Das Kortikotropin Releasing Hormon (CRH) wird im Hypothalamus,
- das »Adrenokortikotrope Hormon« (ACTH) wird in der Hypophyse, der unter dem Gehirn liegenden Hirnanhangsdrüse, und
- Kortisol wird in der Nebennierenrinde ausgeschüttet.

Wie? Auswirkungen der Aktivierung	*Was folgt? Folgen (im Körper und im Verhalten)*
Aktivierung des parasympathischen Nervensystems (Überträgerstoff Acetylcholin)	Verlangsamung des Herzschlages Defäkation Einnässen Geschwüre (Schleimhäute)
Steigerung der Atmung	Atemnot
Dopamin-Anstieg	Erhöhte Aktivität im Verhalten und im EEG (Hirnstromkurve) Erhöhte Wachheit
Aktivierung des sympathischen Nervensystems Zunahme der Noradrenalin-Ausschüttung	Erhöhte Wachheit und Erregung Anstieg von Blutdruck und Herzfrequenz Zunahme des Furchtverhaltens
Zunahme von Acetylcholin	Hirnaktivierung
Auslösung von Schutzreflexen	Verstärkte Schreckreaktion
Unterdrückung von Bewegungen	Bewegungsstarre, Totstellreflex, Todesangst
Aktivierung der Stressachse: Freisetzung von CRH (Corticotropin Releasing Hormon des Hypothalamus) und ACTH (Adrenokortikotropes Hormon der Hypophyse) Motorische Reaktionen	Freisetzung von Kortisol (»Stressantwort«)
Aktivierung der Gesichtsmuskulatur	Flucht Ängstlicher Gesichtsausdruck

Tabelle: Die Funktionen des Mandelkerns (»Angstorgan«) und seiner Verbindungen zu verschiedenen Zielregionen im Gehirn (modifiziert nach Hamm 1997)

Durch die Aktivierung der Stressachse passt sich der Körper an Belastungs- und Gefahrsituationen an. Bestimmte Funktionen des Körpers, die im Notfall nicht gebraucht werden (z.B. Verdauung, Immunabwehr) werden gedrosselt, der Körper wird ganz auf Kampf- oder Fluchtreaktionen vorbereitet (z.B. durch eine verbesserte Durchblutung der Muskulatur und die Umbildung von Glucose als Energielieferant).

Diese in Gefahrensituationen sinnvolle Reaktion des Organismus kann im weiteren Verlauf jedoch auch schädlich sein. Der kanadische Stressforscher Hans Selye wies bereits 1936 darauf hin, dass ständiger Stress schädliche Auswirkungen auf dem Körper haben kann, unter Umständen auch zu Magenblutungen führen kann. Viele Menschen machen die Erfahrung, dass sie unter anhaltendem Stress – aufgrund des abgeschwächten Immunsystems – leichter an Infektionen erkranken. In Speicheltests konnte nachgewiesen werden, dass das Stresshormon Kortisol beispielsweise während einer Panikattacke oder in anderen Angstsituationen (z.B. bei Phobien) ansteigt.

Abb. 3: Die Stressachse

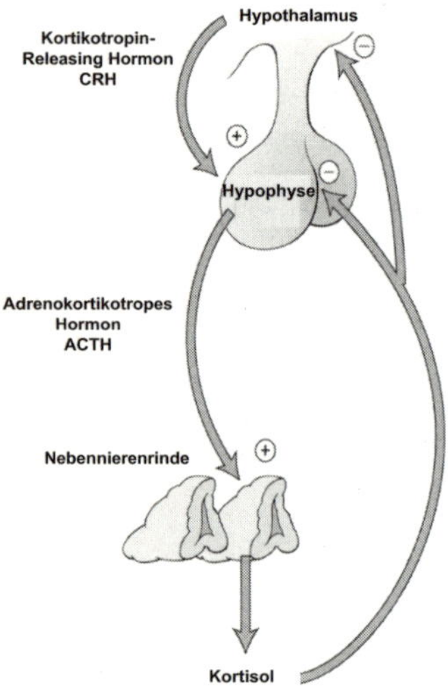

Außergewöhnlich belastende Ereignisse in früheren Lebensjahren (»Traumata«) haben tiefgreifende und langfristige Wirkungen auf die Stressachse. In Tierversuchen wurde gezeigt, dass z.B. Rattenjunge, die länger von ihrer Mutter getrennt waren, im Erwachsenenalter verstärkt emotionale Reaktionen und Ausschüttungen von Stresshormonen aufwiesen. Zusammenhänge zwischen frühen Störungen, vermehrter Kortisol-Ausschüttung und Verhaltensstörungen wurden auch bei Affen festgestellt. Die erhöhte Ausschüttung von Stresshormonen nach langer Trennung ließ

Wirkung von Traumata auf die Stressachse

schließlich den Hippocampus schrumpfen. Ähnliche Störungen fanden sich auch bei traumatisierten Menschen, die später an einer schweren Depression und/oder einer sogenannten posttraumatischen Belastungsstörung erkrankten.

Daueralarm im Gehirn

Das Gehirn Angstkranker ist in einem biochemischen Zustand des Daueralarms. Der Spiegel des Botenstoffes Serotonin ist konstant zu niedrig, die Aktivität des Mandelkerns, des zentralen Angstorgans, ist übersteigert. Ein harmloser Reiz, und das angstüberschwemmte Gehirn lähmt die Kommunikation der einzelnen Regionen und Verarbeitungssysteme und verhindert schließlich eine angemessene Verarbeitung der Angst.

Angst ist wahrscheinlich auch genetisch angelegt

Angst ist wahrscheinlich auch in den Genen angelegt. Erst kürzlich haben Forscher um den Nobelpreisträger Eric Kandel entdeckt, dass ein Gen namens Stathmin bei ängstlichen Individuen besonders aktiv ist. Mäuse, bei denen Stathmin gentechnisch ausgeschaltet wird, verhalten sich absolut furchtlos.

Ist es nun aber sinnvoll, ohne jede Angst durchs Leben zu gehen? Das erwähnte Märchen von einem, der auszog, das Fürchten zu lernen, beschreibt, dass damit durchaus Unheil verbunden sein kann. Auch die moderne Wissenschaft zeigt, dass angstfrei durchs Leben zu gehen für uns Menschen keineswegs vorteilhaft wäre. Der US-amerikanische Neurologe Antonio Damasio beschreibt beispielsweise eine Patientin, die aufgrund einer Schädigung des Mandelkerns keinerlei Angst mehr empfand. Vertrauensselig knüpfte sie Kontakt zu Männern und fiel dabei immer wieder auf die gleichen miesen Typen herein. Der Ausfall der Alarmfunktion hatte ihre »soziale Navigation« gestört.

Furchtlosigkeit als Ausdruck tiefer Verunsicherung

Unternehmensberater, Angestellte und geschädigte Anleger wissen, dass ein Manager, dem der Riecher für Gefahren fehlt, ein Unternehmen schnell an die Wand fahren kann. Aus Beratungs- und Therapiegesprächen wird deutlich, dass gerade diejenigen, die durch besonders furchtloses Auftreten auffallen, damit oft nur tiefe Verunsicherungen verbergen wollen.

Auch wenn die Angst als eine anthropologische Konstante anzusehen ist, darf nicht übersehen werden, dass der Angstspiegel innerhalb einer Gesellschaft schwankt. Daran sind teilweise die Medien nicht unschuldig, liefern sie doch alle Katastrophen ins Wohnzimmer und nutzen die Angst als Aufhänger gut verkäuflicher Geschichten. Selbstverständlich sind es letztlich immer auch Veränderungen in der Gesellschaft und in der Wirtschaft, welche die Angst befördern oder – in stabilen Zeiten – zu deren Linderung beitragen.

Das übererregbare Gehirn

Wir können zusammenfassen: Die zunächst sinnvolle Angstreaktion kann »unsinnig« (»dysfunktional«) werden. Um mit Goethe zu sprechen: »Vernunft wird Unsinn, Wohltat Plage«. Aller Wahrscheinlichkeit nach sind Menschen mit Angststörungen tatsächlich »überempfindlich«. Ihr Gehirn weist eine Übererregbarkeit auf und funktioniert nach dem Motto: »Kleine Ursache – große Wirkung«.

Wie entstehen Angststörungen?

»Angst liegt in der Familie«

Veranlagung und Vererbung

Studien bestätigen erbliche Veranlagung

Die Frage, warum eine Angststörung entsteht bzw. welche Ursachen den Angststörungen zugrunde liegen, kann bislang weniger gut beantwortet werden als die Frage, wie es zu einer behandlungsbedürftigen Angststörung kommt. Patienten mit Angststörungen berichten häufig, dass auch ihre Eltern, Großeltern und Geschwister unter denselben Ängsten leiden oder gelitten haben. Die Zusammenhänge zwischen erblicher Veranlagung und Angststörungen konnten inzwischen auch in etwa zwei Dutzend größeren Studien bestätigt werden. Es zeigte sich, dass in den Familien von Panikpatienten die gleichen Erkrankungen gehäuft auftreten. Dementsprechend spielen die Gene bei der Übertragung von Angststörungen eine große Rolle.

Vererbung und Umwelteinflüsse

Auch wenn die Angst »in der Familie liegt«, muss das gehäufte Auftreten von Angststörungen nicht unbedingt auf Vererbung beruhen. Es könnte sich auch um eine Folge von Identifikations- und Lernprozessen handeln. Besonders aufschlussreich bei der Unterscheidung des Einflusses von Umwelt und Erbe sind Zwillingsstudien. Wenn z. B. ein Zwilling in schwierigen familiären Verhältnissen aufwächst und der andere als Adoptivkind in einer liebevollen, warmherzigen Familie und dann beide an der gleichen Angststörung erkranken, so wäre es sehr unwahrscheinlich, dass allein die Erziehung, das familiäre Umfeld und das »Lernen am Modell« Ursache der Angststörung sind. Selbst bei einer solchen Adoptionsstudie, die es im Übrigen für Angstpatienten bisher noch nicht gibt, müssen immer auch noch der Einfluss einer möglichen frühkindlichen Traumatisierung beider Zwillinge, der besonderen Belastungen, die auf das in der Ursprungsfamilie verbleibende Kind einwirken, und die Auswirkungen der Trennung von der leiblichen Mutter berücksichtigt werden.

Aufwendig, aber aufschlussreich: Zwillingsstudien

Möglicherweise werden in Zukunft solche – sehr aufwendigen – Adoptionsstudien, die beispielsweise bei getrennt aufwachsenden eineiigen Zwillingen mit identischer Veranlagung zu Schizophrenie den schützenden Einfluss eines günstigen psychosozialen Milieus aufzeigen konnten, auch bei Patienten mit Angststörungen durchgeführt werden. Die bisherigen Untersuchungen vergleichen ein- und zweieiige Zwillinge, die zusammen in derselben Familie aufwuchsen. Es wird dabei überprüft, ob ein Zwilling mit einer Angststörung eine Zwillingsschwester oder einen Zwillingsbruder mit der gleichen Erkrankung hat. Der Grad der Übereinstimmung wird als Konkordanz bezeichnet. Auf diese Weise wurde z. B. das Vorkommen von einer bestimmten, sehr häufigen Form der Angststörungen, nämlich der Panikstörung, bei eineiigen und zweieiigen Zwillingen miteinander verglichen. Der italienische Angstforscher Giampaolo Perna fand bei den eineiigen Zwillingen eine Übereinstimmung von 73 Prozent, bei den zweieiigen keinerlei Übereinstimmung (0 Prozent). Dieses Ergebnis wurde durch weitere Studien bestätigt. Die sehr viel höheren Konkordanzraten für Panikstörungen bei eineiigen Zwillingen beweisen die erbliche Mitverursachung für die Panikstörungen.

Evolutionsbedingte Ängste

Auch andere Überlegungen sprechen dafür, dass Ängste vererbt werden können. Es ist zu vermuten, dass viele unbegründete Ängste, an denen Menschen leiden, wie z. B. die Angst vor Spinnen oder Schlangen, aus früheren Entwicklungsphasen der Menschheit stammen, in denen diese Ängste begründet waren. Wahrscheinlich haben derartige Ängste die Jahrtausende überlebt und können auch deshalb bei modernen Menschen in vollklimatisierten Büros eine Rolle spielen, weil sie von Generation zu Generation immer wieder mit den Genen übertragen wurden.

Angsterkrankungen: keine Erbkrankheiten

Der Vererbungsfaktor spielt also bei Angststörungen eine wichtige Rolle; er ist allerdings zu gering ausgeprägt, als das man Angststörungen als »Erbkrankheiten« bezeichnen kann. Vielmehr ist von einem komplexen Zusammenspiel biologischer, psychologischer und sozialer Faktoren auszugehen. Es ist wahrscheinlich, dass eine gewisse Anfälligkeit für Angststörungen vererbt wird. Weitere Faktoren (z. B. belastende Kindheitserfahrungen) sind jedoch erforderlich, um Angststörungen zum Ausbruch zu bringen. Nicht nur der Erbfaktor spielt also eine Rolle, sondern auch die Person und das Umfeld, die wiederum auf die genetischen Faktoren einwirken können. Es handelt sich mithin um einen dynamischen Prozess, bei dem die einzelnen Wirkfaktoren nicht statisch und unveränderlich sind. Erklärungsmodelle, die die Wechselwirkungen sehr unterschiedlicher Faktoren bei der Entstehung und Aufrechterhaltung von Angststörungen erklären wollen, werden als dynamische »Diathese-Stress-Modelle« bezeichnet. Sie gehen davon aus, dass Angststörungen durch aktuelle und chronische Belastungen (= Stress) unterschiedlichster Art (biologische, psychologische, soziale) vor dem Hintergrund der Veranlagung des Betreffenden (= Diathese) entstehen.

Ein dynamischer Prozess

»Hinter jeder Angst steckt eine traumatische Erfahrung«

Wenn schmerzvolle Erinnerungen nicht überwunden werden

Erlebnisse werden traumatisch, wenn sie die üblichen Verarbeitungsmechanismen eines Menschen überfordern und außer Kraft setzen. Sexueller Missbrauch und Inzest wurden von Freud mit Angststörungen – früher als Angstneurosen bezeichnet – in Verbindung gesetzt.

Was ist ein traumatisches Erlebnis?

Sexuelle Grenzüberschreitungen innerhalb der Familie kommen wesentlich häufiger vor, als man es lange Zeit wahrhaben wollte. Sie wirken sich nachhaltig auf die weitere Entwicklung des betroffenen Kindes und Jugendlichen aus und finden sich in der Vorgeschichte von vielen Menschen, bei denen später eine Persönlichkeitsstörung diagnostiziert wird, wie z. B. eine Borderline-Persönlichkeitsstörung oder eine dissoziative Identitätsstörung.

Angsterkrankungen und sexueller Missbrauch

Der Frage, ob Menschen mit Angststörungen als Kinder tatsächlich gehäuft sexuell missbraucht wurden, lässt sich selbstverständlich nur anhand einer größeren Gruppe von Angstpatienten nachgehen. Der Göttinger Angstforscher Borwin Bandelow konnte in einer groß angelegten Befragung von Panikpatienten Freuds klinische Beobachtungen teilweise bestätigen: Es zeigte sich, dass

Angstpatienten über sexuelle Grenzüberschreitungen und sexuellen Missbrauch (inklusive Inzest) in ihrer Kindheit häufiger berichteten als nicht von einer Angststörung Betroffene. Sexueller Missbrauch lässt sich jedoch nicht als die alleinige Ursache für eine Angststörung ansehen. Immerhin berichteten über 80 Prozent der untersuchten Panikpatienten nicht über sexuelle Belästigungen in Kindheit und Jugend (Bandelow et al. 2002). Sexueller Missbrauch ist also nicht die Hauptursache von Angststörungen, sondern spielt lediglich bei einer größeren Untergruppe angstgestörter Menschen eine entscheidende Rolle.

Auswirkungen traumatischer Erlebnisse auf das Gehirn

Traumatische Lebensereignisse hinterlassen tiefe Narben in der Seele und können oftmals nicht vergessen werden. Warum das so ist, kann mit den Ergebnissen der Hirnforschung inzwischen besser erklärt werden. Die Hirnforscher waren zunächst selbst überrascht über das Ausmaß der nachweisbaren neurobiologischen Veränderungen bei traumatisierten Menschen. Seit etwa Anfang der 90er Jahre des letzten Jahrhunderts wissen wir mehr darüber, welche Hirnregionen bei der Verarbeitung traumatischer Lebenserfahrungen beteiligt sind. Es geht dabei nicht nur um die Funktionen dieser Areale selbst, sondern insbesondere auch um die Verbindungen zwischen verschiedenen Hirnregionen (die sogenannten neuronalen Netzwerke).

Der New Yorker Neurowissenschaftler Bruce McEwan konnte zeigen, dass der Hippocampus

Der Hippocampus schrumpft

bei lang dauernden Belastungen an Substanz verliert, regelrecht schrumpft. Diese Erkenntnis wurde auch von Untersuchungen an Vietnam-Veteranen, die aufgrund ihrer unerträglichen Kriegserlebnisse eine posttraumatische Belastungsstörung bekommen hatten, bestätigt. Bei Frauen, die infolge schwerer belastender Erlebnisse (z.B. sexueller Missbrauch und Vergewaltigung) eine schwere Persönlichkeitsstörung (Borderline-Störung) entwickelt hatten, wurde ebenfalls festgestellt, dass der Hippocampus und die Amygdala geschrumpft waren.

»Angsterkrankungen sind stressbedingt«

Umwelteinflüsse

Oft wird vermutet, dass Angststörungen durch den alltäglichen Stress ausgelöst werden. Wir haben bereits gesehen, welche gravierenden Auswirkungen extreme Belastungen auf die Entwicklung von Ängsten und Störungen der Gedächtnisfunktionen haben können. Analog dazu wird häufig angenommen, dass die Zunahme von allgemeinem Stress in der modernen Gesellschaft der Grund dafür ist, dass immer mehr Menschen unter Angst leiden. An dieser Stelle muss jedoch eingewendet werden, dass nicht jede Art von Stress schädlich ist. Der kanadische Stressforscher Hans Selye prägte die Begriffe »Distress« für krankmachenden Stress und »Eustress« für gesund erhaltenden Stress. Menschen, die einer befriedigenden, wenn auch anstrengenden Tätigkeit nachgehen, sich sportlich betätigen und über zahlreiche soziale Kontakte verfügen, fallen sicherlich am späten Abend müde ins Bett. Ihre Gesundheit gefährden sie auf diese Weise jedoch nicht. Die Belastungen entwickeln sich erst dann zu einem »Distress«, wenn die Beteiligten keine Kontrolle über ihr Leben haben, sich zunehmend von anderen bestimmt fühlen und sich trotz großer Anstrengungen Misserfolgserlebnisse häufen.

Nicht jede Art von Stress ist schädlich

Das von dem amerikanischen Psychologen Martin Seligman Anfang der 1970er-Jahre erarbeitete Konzept der »erlernten Hilflosigkeit« erklärt wichtige Zusammenhänge bei der Entwicklung von Depressionen und Ängsten. Nicht der Stress allein und die Anzahl der Schicksalsschläge, sondern die Erfahrung, die Situation nicht unter Kontrolle zu haben, spielt die entscheidende Rolle. Bei schlechten Sichtverhältnissen und rutschiger Fahrbahn fühlt sich derjenige, der am Steuer sitzt, immer noch sicherer als sein Beifahrer, der oft den Impuls zu bremsen verspürt und dabei nur ins Leere tritt. Aktuelle Stresssituationen im Erwachsenenleben, insbesondere solche, die als nicht kontrollierbar erlebt werden, können die Schwelle für das Auftreten von Angststörungen, insbesondere Panikattacken, senken. Eine drohende Scheidung oder der Tod eines Freundes oder nahen Angehörigen können zum erstmaligen Ausbruch einer Angststörung oder auch zur Verschlechterung einer Panikstörung führen. Hat jemand bereits als Kind unter belastenden Trennungserlebnissen gelitten, so kann eine drohende Trennung diese alten Erinnerungen wieder aufleben lassen: Alte Wunden werden aufgerissen.

Kontrollverlust ist entscheidend

»Wer unter Ängsten leidet, hat sie sich nur abgeschaut«

Lernen am Modell und Konditionierung

Wird Angst gelernt?

Die Annahme, dass Angst von anderen »gelernt« wird, gründet auf der Beobachtung, dass Ängste häufig in einem ängstlichen Umfeld auftreten und bei manchem Menschen sogar eine Familientradition besitzen.

Die Lerntheorie ging in ihrer ursprünglichen, relativ einfachen Form davon aus, dass sämtliche krankhaften Ängste der Menschen die Folge eines fehlerhaften Lernprozesses sind. Diese Annahme wurde auch dem therapeutischen Ansatz der Lerntheorie in Form der Verhaltenstherapie zugrunde gelegt: Gelernte Ängste können durch Verhaltenstherapie wieder »verlernt« bzw. abtrainiert werden.

Was Angst mit Pawlows Hunden zu tun hat

Der St. Petersburger Physiologe Iwan Pawlow begründete mit einem berühmt gewordenen Experiment im Jahre 1892 die Lerntheorie. Er ließ immer, wenn Hunde ihr Fressen bekamen, ein Metronom erklingen. Auf diese Weise verbanden die Hunde »Metronom« mit »Fressen«. Sie waren – wissenschaftlich ausgedrückt – auf das Metronom konditioniert. Pawlow ließ später das Metronom einfach laufen, ohne dass es etwas zu fressen gab: Dennoch lief bei den Hunden der Speichel im Maul zusammen, als ob sie tatsächlich Fressen bekämen. Das Wesentliche an der Entdeckung Pawlows war, dass unwillkürliche körperliche Reaktionen (wie der Speichelfluss) nicht nur durch »natürliche« Auslöser (wie den Geruch von Essen) entstehen, sondern auch mit einem »unnatürlichen« Auslöser wie dem Geräusch eines Metronoms gepaart werden können. Auch Angst kann konditioniert werden. Diese Erkenntnis trug später dazu bei, die krankhaften Ängste bei Menschen besser zu erklären.

»Little Albert« – ein berühmtes Experiment

Der amerikanische Psychologe John B. Watson zeigte, zusammen mit seiner Assistentin Rosalie Rayner, dass die bei Tieren festgestellten Prinzipien der Konditionierung auch auf Menschen anwendbar sind. Beide führten ein Experiment mit einem elf Monate alten Säugling durch, der unter dem Namen »Little Albert« in die Geschichte der Psychologie einging. Albert wurde eine weiße Ratte gezeigt, vor der er keine Furcht zeigte. Als er sie berühren wollte, schlug der Experimentator John Watson hinter dem Kopf des Kindes heftig auf einen Stahlstab. Albert erschrak und begann nach einigen Wiederholungen dieser Prozedur zu weinen. Ein paar Tage später reichte der bloße Anblick der Ratte, um ihn zum Weinen zu bringen. Albert hatte gelernt, sich vor einer Ratte zu fürchten. Watson schloss aus diesem Experiment, dass der Mensch lerne, wovor er sich zu fürchten habe. Abgesehen von wenigen vorgegebenen Reaktionen, wie dem Erschrecken vor einem lauten Geräusch, präge ausschließlich die Umwelt den Menschen.

Vor manchen Dingen fürchtet das Gehirn sich leichter

Als andere Forscher das Experiment wiederholten, erlebten sie eine Überraschung: Sie wollten mit Watsons Methode bei Kindern die Angst vor Bauklötzen konditionieren. Aber so oft sie die Kinder auch bei der Berührung des Spielzeugs erschreckten, diese lernten nie, sich vor den Bauklötzen allein zu fürchten. Die Lösung des Rätsels brachte 60 Jahre nach Watson ein Experiment mit Affen. Im Labor geborene Affenbabys zeigen spontan keine Furcht vor Schlangen. Liegt jedoch eine Schlange vor ihnen und sehen sie dazu auf einem Bildschirm einen Affen mit einer typischen Furchtreaktion, so lernen sie sofort, sich vor Schlangen zu fürchten. Wenn die Furchtreaktion auf dem Video jedoch mit einer Blume oder einem Kaninchen kombiniert wird, bleibt der Lerneffekt aus. Die Furcht vor der Schlange ist also nicht genetisch vorprogrammiert, aber sie kann sehr leicht erworben werden, jedenfalls wesentlich leichter als die Furcht vor einer Blume oder einem Kaninchen. Bloßes Zuschauen, wie sich ein anderer Affe vor einer Schlange fürchtet, reicht also aus: Offenbar gibt es eine Reihe von Dingen, vor denen sich das Gehirn von Affen – und auch dasjenige von Menschen – leichter zu fürchten lernt als vor anderen.

Steinzeitängste im Computerzeitalter

Diese Anfälligkeit für bestimmte Ängste (vor Spinnen, Schlangen, Höhe oder Dunkelheit) entstand in den Millionen von Jahren, die unsere Ahnen ohne die Segnungen der Zivilisation in der Wildnis verbrachten. Weit größere Gefahren unseres modernen Lebens (z.B. einen elektrischen Schlag an einer Steckdose zu bekommen) gibt es erst seit relativ kurzer Zeit, so dass sich keine Angstgefühle vor ihnen entwickeln konnten. In gewisser Weise sind wir also mit Steinzeitängsten im Computerzeitalter gelandet. Es bleiben jedoch einige Fragen offen: Wenn alle Menschen Ängste überliefert bekommen haben, warum nehmen sie bei manchen Menschen krankhafte Formen an und bei anderen nicht?

Fehlerhafte Lernvorgänge

Die Lerntheorie hatte auf diese Fragen eine Antwort parat: Auch diese Ängste beruhen wahrscheinlich letztlich auf einer Konditionierung wie bei »Little Albert«. Durch dumme Zufälle komme es zu fehlerhaften Lernvorgängen, auf diese Weise wird ein zufälliges Körpersymptom fälschlicherweise mit der aktuellen Umgebung in Verbindung gebracht. So kann sich z.B. eine Agoraphobie entwickeln, wenn jemand, der in Eile einen Fahrstuhl betritt, seine Atemlosigkeit und sein Herzklopfen nicht auf den gerade erbrachten Sprint zum Fahrstuhl zurückführt, sondern mit dem Eingesperrtsein im Aufzug in Verbindung bringt: diese Situation ist, vergleichbar einer engen Höhle, als angstauslösende Situation im Gehirn vorprogrammiert. In der Folgezeit meidet die betreffende Person alle Aufzüge und nimmt lieber große Umwege in Kauf.

Genetisch begünstigte Ängste

Bestimmte Tiere (Spinnen, Schlangen) und bestimmte natürliche Situationen (Höhe, enge Räume) sind überzufällig häufig die Auslöserreize für phobische Ängste. Dies erklärt der Psychologe Martin Seligman damit, dass die mögliche Furcht vor solchen Reizen Überlebensvorteile gebracht hat, und dass die Bereitschaft zur Furcht vor solchen Reizen genetisch begünstigt bzw. »vorprogrammiert« sei.

Möglicherweise ist also nicht die Entwicklung einer »pathologischen« Angst genetisch begünstigt, sondern lediglich eine erhöhte Bereitschaft zu Vorsicht und zum Erschrecken vor bestimmten Reizen.

Soziale Lernprozesse

Einige Psychoanalytiker und Familientherapeuten beschrieben die Entwicklung von Angst innerhalb von Familien und zwischen unterschiedlichen Generationen. Bei Patienten mit einer spezifischen Phobie findet man häufig ein Elternteil, das ebenfalls an derselben oder einer anderen Angststörung leidet. Deshalb ist es durchaus naheliegend, auch soziale Lernprozesse für die Entstehung von Phobien anzunehmen. Dennoch bleibt bis auf weiteres offen, inwieweit soziales Lernen krankhafte Ängste bei Menschen erklären kann. So stellt sich doch die Frage, wie es dazu kommt, dass z.B. Panikstörungen häufig erst im dritten oder vierten Lebensjahrzehnt erstmalig auftreten, also oft erst viele Jahre nach dem Auszug der Betreffenden aus dem Elternhaus.

Heute kann mit größerer Plausibilität davon ausgegangen werden, dass eine biologisch angelegte Empfindlichkeit des Gehirns es begünstigt, dass bestimmte Menschen in relativ harmlosen Situationen eine Angststörung (z.B. Agoraphobie) bekommen. Die Betreffenden sind dann nicht mehr ausreichend in der Lage, einen Mechanismus in Gang zu setzen, der die Angst unterdrückt. Diese biologischen Grundlagen der Überempfindlichkeit gegenüber Angst haben wir bereits kennengelernt (vgl. S. 26 ff.).

Ängste werden nicht »kopiert«

Zusammenfassend kann also gesagt werden, dass Ängste nicht unmittelbar »kopiert« werden. Lernprozesse spielen eine wichtige Rolle, aber nur im Zusammenspiel mit verschiedenen anderen Faktoren.

»Frauen haben mehr Angst als Männer«

Geschlechtsunterschiede

Frauen: anfälliger für Angststörungen

Sämtliche Angststörungen treten bei Frauen etwa doppelt so häufig auf wie bei Männern; dies gilt für fast alle Kulturen! Frauen dürfen aufgrund der vorhandenen Rollenstereotypien viel eher schwach und ängstlich sein, während Männer stark und furchtlos sein sollen. Frauen suchen bereits bei »leichter« ausgeprägten seelischen Störungen fachliche Hilfe, nehmen eher Psychopharmaka und gehen bereitwilliger in Psychotherapie. Männer hingegen sind oft erst bei höherem Schweregrad einer psychischen Störung zu einer Behandlung bereit. Diese traditionellen Rollenerwartungen und das kulturell geformte geschlechtsspezifische Rollenverhalten können schließlich auch dazu beitragen, dass Angststörungen bei Frauen für Ärzte und Therapeuten deutlicher erkennbar werden und damit als häufiger angesehen werden.

Die größere Anfälligkeit von Frauen für Angststörungen wird u. a. auch mit bestimmten Lebenserfahrungen begründet:

- **Frauen sind häufiger Opfer von kriminellen Handlungen, u. a. auch häuslicher Gewalt.**
- **Frauen erleben andere Sozialisationsbedingungen als Männer, die in der traditionellen Erziehung eher zu Selbstbewusstsein und Selbstständigkeit erzogen werden.**
- **Frauen sind durch die Mehrfachbelastung von Haushalt, Kindern und Beruf oft überlastet und leiden unter Dauerstress. Untersuchungen haben ergeben, dass die Wahrscheinlichkeit,**

an einer Angststörung zu leiden, mit der Zahl der Familienmitglieder steigt, insbesondere bei besonderen Belastungen innerhalb der Familie.

- **Frauen sind von Natur aus mit einem Beschützerinstinkt ausgestattet: Die Angst um die Kinder sorgt für deren Schutz und Überleben.**
- **Bei Frauen, die an Agoraphobien leiden, fanden sich Hinweise auf einen ausgesprochen starken Geschlechtsrollenkonflikt zwischen beruflicher bzw. privater Selbstverwirklichung einerseits und Hausfrauen- und Mutter-Dasein andererseits: Diese Frauen waren früher in ihrem Beruf kompetent und erfüllt, und litten nun unter der ökonomischen Abhängigkeit vom Ehemann und der Einschränkung ihrer Freiheit und Gestaltungsmöglichkeiten.**

Hormonelle Faktoren

Ferner können hormonelle Faktoren eine wichtige Rolle spielen: Während einer Schwangerschaft treten Panikattacken seltener auf, in den ersten Tagen nach der Geburt haben viele Frauen die erste Panikattacke ihres Lebens. Der Einfluss der weiblichen Hormone auf das Auftreten von Angststörungen wird deutlich, wenn man sich deren starken Anstieg während der Schwangerschaft und den dramatischen Abfall der Hormone nach der Geburt (auf Normalwerte) vor Augen führt.

Der Grund für das Überwiegen der Angststörungen bei Frauen ist letztlich noch nicht abschließend geklärt; unterschiedliche Faktoren (Rollenmuster, soziale Erfahrungen, hormonelle Faktoren, genetische Faktoren) spielen zusammen.

»Angsterkrankungen sind die neue Zivilisationskrankheit«

Die Häufigkeit des Auftretens von Angststörungen

Angststörungen gab es schon immer

Angststörungen hat es schon immer gegeben. Nur wurden sie nicht als solche bezeichnet und vielfach nicht als ernstzunehmende Erkrankungen erkannt. Die Frage, ob Angststörungen heute wesentlich häufiger vorkommen als noch vor 100 Jahren, lässt sich nicht sicher beantworten. Um dies zu können, hätte man schon seinerzeit eine aufwendige Untersuchung an Zehntausenden von Menschen durchführen müssen, und zwar mit den gleichen Fragebögen, die auch heute benutzt werden. Solche Untersuchungen gab es jedoch nicht. Der Begriff der Angststörungen und deren Einteilung, die solchen Untersuchungen zugrunde gelegt werden, ist erst in den 80er Jahren des vergangenen Jahrhunderts entstanden. Aus diesen Gründen sind Vergleiche über sehr lange Zeiträume nicht möglich. Werden aber Studien, die in den 1980er Jahren durchgeführt wurden, mit den Ergebnissen aktueller Untersuchungen verglichen, so zeigt sich bereits in diesem relativ kurzen Zeitraum eine deutliche Zunahme an Angststörungen. War z.B. in den 1980er Jahren in den USA davon auszugehen, dass etwa 15 Prozent aller Menschen voraussichtlich einmal in ihrem Leben von einer Angststörung betroffen sind, so betrug die Lebenszeithäufigkeit bei einer in den 90er Jahren

Die »Lebenszeithäufigkeit« steigt

durchgeführten Untersuchung bereits etwa 25 Prozent (Perkonigg und Wittchen 1995). Betrachtet man lediglich den Zeitraum eines Jahres, so sind es immerhin noch 19 Prozent aller Menschen. Unter einer schwereren, behandlungsbedürftigen Angststörung haben im Laufe des vorangegangenen Jahres 12 Prozent aller Menschen gelitten. Angststörungen treten damit häufiger auf als Depression, Alkoholabhängigkeit, Demenz und Schizophrenie.

Angststörungen: häufiger als Depressionenen

Abb. 4: Lebenszeithäufigkeit von Angststörungen (NCS-Studie)

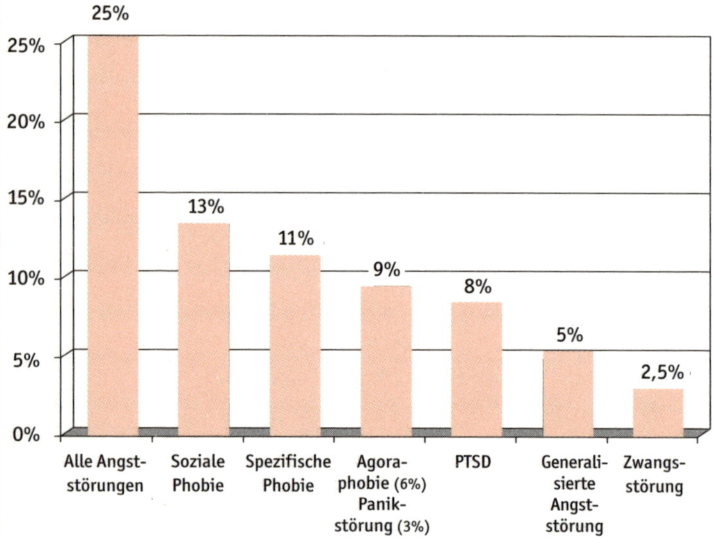

Die häufigste Angststörung ist die soziale Phobie, gefolgt von der einfachen Phobie, der Panikstörung mit Agoraphobie sowie der Generalisierten Angststörung (Kessler et al. 1994). Jeder siebente Deutsche (13,1 Prozent) war bzw. ist gerade wegen Angstsymptomen in Behandlung. Davon erhielt noch nicht einmal die Hälfte aller Befragten mit behandlungsbedürftigen Ängsten eine Behandlung im weitesten Sinne. 60 Prozent aller Befragten mit Angstsymptomen hatten noch niemals einen Therapeuten aufgesucht.

Angststörungen sind häufiger bei

- **Frauen (66 Prozent, Männer 34 Prozent),**
- **bei jungen und alten Menschen (bis 20 Jahre: 13,5 Prozent, über 65 Jahre: 13,4 Prozent),**
- **in der Altersgruppe der 36–45-Jährigen,**
- **bei Geschiedenen oder getrennt Lebenden und bei Verwitweten,**
- **bei der Gruppe der in Ausbildung Stehenden,**
- **bei Arbeitslosen,**
- **bei fehlendem Schulabschluss,**
- **bei niedrigem Einkommen, aber auch bei hohem Einkommen.**

Bei einer großen Studie der Weltgesundheitsorganisation über das Vorkommen seelischer Störungen in der ärztlichen Praxis fanden sich bei den Angststörungen keine bedeutsamen Unterschiede. Dieses annähernd gleichmäßige Auftreten von Angststörungen in verschiedenen Ländern und Kulturen unterstreicht, dass Angststörungen nicht nur durch kulturelle und gesellschaftliche Einflüsse entstehen. Gleichwohl ist die nachgewiesene Zunahme in den vergangenen 20 bis 30 Jahren als ernstzunehmendes Signal zu werten.

Gleichmäßiges Auftreten in verschiedenen Ländern und Kulturen

»Wer ständig an seine Angst denkt, verstärkt sie noch«

Der Angstkreis

Der Teufelskreis der Angst

Angst wird zum Problem, wenn ein Kreislauf in Gang gesetzt wird, aus dem die Betroffenen allein nicht mehr herauskommen. Bei Menschen, die an plötzlichen, scheinbar unerklärlichen Angstanfällen leiden, hat sich zwischen den verschiedenen Bestandteilen der normalen Angstreaktion ein Teufelskreis herausgebildet. Dieser Teufelskreis der Angst ist von Mensch zu Mensch verschieden, es gibt jedoch einige wesentliche Gemeinsamkeiten. Der Angstkreis schließt die folgenden Komponenten ein: Wahrnehmung, Gedanken, physiologische Veränderungen und körperliche Symptome (vgl. Margraf und Schneider 1990). Dieser Teufelskreis kann an jeder beliebigen Stelle in Gang gesetzt werden.

Wie der Teufelskreis entsteht

Nehmen wir ein Beispiel: Frau M. bemerkt plötzlich, wie ihr Herz schneller zu schlagen beginnt. Sie hat das Gefühl, nicht mehr richtig atmen zu können. Auch kann sie sich diese Symptome, unter denen sie bisher nie gelitten hat, nicht erklären, sie wird ängstlich und schnappt nach Luft. Sie fürchtet, gleich in Ohnmacht zu fallen. Die wahrgenommenen körperlichen Symptome werden als gefährlich interpretiert, als Warnung vor einer Gefahr, die gleich eintreten wird. Die Vorstellung erzeugt Angst und durch die Angst werden in ihrem Körper weitere körperliche Veränderungen ausgelöst (z.B. durch vermehrte Ausschüttung von Adrenalin) – dadurch werden die körperlichen Beschwerden noch intensiver. Frau M. beginnt zu schwitzen, schließlich wird ihr schwindlig. Sie fürchtet, die Kontrolle zu verlieren, verrückt zu werden. Infolgedessen schlägt ihr Herz noch schneller und sie spürt Schmerzen in der Brust. Diese neu eingetretenen Beschwerden bewertet Frau M. als umso gefährlicher, da sie ja wirklich stärker geworden sind und somit ihre Befürchtung einer drohenden Gefahr bestätigt wurde. Das Ganze schaukelt

Angst vor Kontrollverlust

Abb. 5: Der Angstkreis

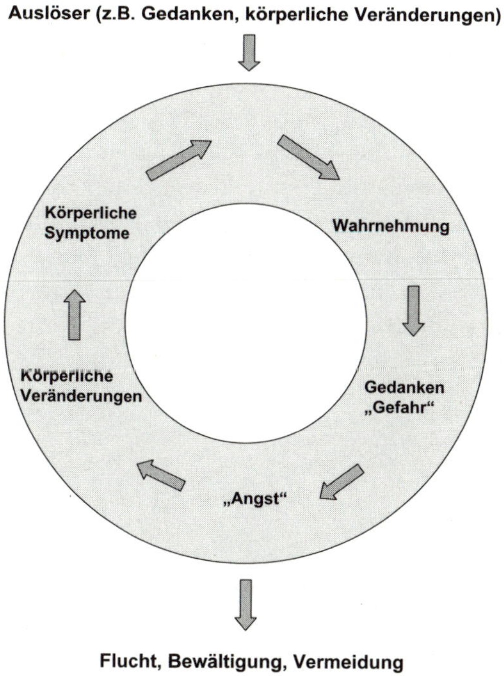

sich immer mehr auf und geht schließlich mit dem Gedanken einher, dass dieser Zustand nie wieder vorbeigehen werde und ihr niemand helfen könne. In ihrer Todesangst schafft Frau M. es schließlich noch, ihren Hausarzt anzurufen. Während des hastigen Gesprächs spürt sie, dass ihre Angst bereits langsam nachlässt. Als der Arzt eintrifft, ist die Angst bereits verschwunden.

Körperliche Veränderungen werden rasch wahrgenommen

Das Beispiel von Frau M. unterstreicht, dass körperliche Beschwerden häufig stärker werden, wenn man besonders auf sie achtet. Die körperlichen Veränderungen werden sehr rasch wahrgenommen, da die Aufmerksamkeit dafür verstärkt ist. Werden die Beschwerden dann als gefährlich interpretiert, kann sich dieser Kreislauf an jeder beliebigen Stelle in Gang setzen. Manche Menschen, die schon einmal große Angst erfahren haben, werden sehr empfindlich gegenüber körperlichen Veränderungen. Sie achten verstärkt auf diese Beschwerden, bewerten sie als besonders gefährlich und setzen so den Teufelskreis der Angst in Gang.

Wie äußern sich Angststörungen?

»Wer unter einer Angststörung leidet, hat Angst vor allem«

Die verschiedenen Formen der Erkrankung

Das Erleben von Angst kann an einen bestimmten Zustand gebunden sein (»Zustandsangst«) oder auch ein Persönlichkeitsmerkmal darstellen. Es handelt sich dann um eine Ängstlichkeit, die ein wesentliches Charakteristikum dieser Person ist und dazu beiträgt, dass viele Situationen als bedrohlich erlebt werden. Wann aber kann von einer Erkrankung im engeren Sinne gesprochen werden?

Zustandsangst oder Ängstlichkeit

Die Übergänge zwischen kleineren Ängsten im Alltag und einer regelrechten Angsterkrankung sind fließend. Krankhafte Ängste sind bei fast allen seelischen Störungen zu beobachten, sie treten jedoch auch ohne andere psychische Beeinträchtigungen auf. In diesem Falle wird von einer »Angststörung« gesprochen. Der Begriff der »Störung« wird heute gegenüber dem Begriff der »Krankheit« bevorzugt, weil auf diese Weise die jeweiligen Beschwerden genau beschrieben

Fließende Übergänge

werden können, ohne sie auf eine bestimmte Ursache bzw. ein Erklärungsmodell zurückzuführen. Krankhafte Ängste führen zu erheblichen Beeinträchtigungen des Lebens. Sie werden vielfach nicht erkannt und adäquat behandelt.

Eine Angststörung liegt vor, wenn die Ängste
- **ohne wirkliche Bedrohung auftreten oder**
- **auch nach Beseitigung einer realen Bedrohung andauern,**
- **zu lange, unangemessen stark und zu häufig auftreten,**
- **mit körperlichen Beschwerden verbunden sind,**
- **mit einem Verlust der Kontrolle über Auftreten und Verlauf verbunden sind,**
- **ausgeprägte Erwartungsängste (»Angst vor der Angst«) zur Folge haben,**
- **zur Entwicklung eines Vermeidungsverhaltens im Umgang mit objektiv ungefährlichen Situationen führen und**
- **mit einem starken Leidensdruck verbunden sind.**

Angststörungen schränken das Leben ein

Angststörungen führen zu erheblichen Einschränkungen in sozialen Kontakten und im Beruf. Sie haben zur Folge, dass der Lebensradius immer enger wird und ein zunehmender Verlust an aktiven Gestaltungsmöglichkeiten eintritt. Vielfach können sich die Betreffenden ihre Ängste in keiner Weise erklären. Sie verfügen dann auch nicht über geeignete Strategien, die Angst zu bewältigen.

Die Diagnose

Bei der Diagnose einer Angststörung ist zunächst zwischen normaler und pathologischer Angst zu unterscheiden; körperliche Ursachen (z.B. Überfunktion der Schilddrüse) müssen ausgeschlossen werden, und ferner müssen andere psychische Erkrankungen als mögliche Ursache für die Angstsymptomatik (z.B. bei Depressionen) berücksichtigt werden.

Situations-abhängige und situations-unabhängige Angst

Die häufig vertretene Meinung, dass Menschen, die an einer Angststörung leiden, »Angst vor allem haben«, trifft nicht zu: Prinzipiell lässt sich eine situations-unabhängige Angst (Generalisierte Angststörung, Panikstörung) von einer situations-abhängigen Angst (Agoraphobie, soziale Phobie, spezifische Phobie) unterscheiden. Auch gibt es Unterschiede im Verlauf von Angststörungen; so treten die Angstsymptome bei einer Panikstörung attackenartig auf im Gegensatz zur chronischen Angst bei einer Generalisierten Angststörung.

»Die Angst kommt aus heiterem Himmel«

Panikstörung und Angstphobie

Am Beispiel von Frau M. (der Angstkreis, S. 54 ff.) haben wir bereits eine typische Panikattacke kennengelernt. Schätzungsweise leiden 50–100 Millionen Menschen auf der ganzen Welt immer wieder unter Panikattacken.

Was ist eine Panikstörung?

Unter einer Panikstörung versteht man das wiederholte, unerwartete Auftreten solcher Attacken. (Der Begriff »Panik« leitet sich vom griechischen Gott Pan her, der – halb Mensch, halb Geißbock – nach der antiken Mythologie völlig überraschend inmitten von Menschen auftauchte und sie in Angst und Schrecken versetzte.) Plötzlich tritt ein starkes Angstgefühl auf, das von körperlichen Beschwerden begleitet wird. Die meisten Symptome erscheinen gleichzeitig: Das Herz beginnt zu rasen, man spürt ein Enge- oder Druckgefühl in der Brust, gelegentlich auch stechende Schmerzen. Diese können sogar in den linken Arm ausstrahlen, ähnlich wie bei einem Herzinfarkt. Es ist, als ob man einen Kloß im Hals hat, die Luft bleibt weg. Das Gefühl zu ersticken kann so ausgeprägt sein, dass die Betreffenden das Bedürfnis haben, immer schneller zu atmen. Durch diese überstarke Atmung (Hyperventilation) kommt es zu einer Verschiebung der im Blut vorhandenen Salze. Die Hände können nicht mehr bewegt werden, sie verharren in der sogenannten »Pfötchenstellung«. Auch andere Beschwerden können

Typische Symptome

sehr beunruhigen, z. B. Taubheits- und Kribbelgefühle an den Händen, Füßen und im Gesicht. Das Innere bebt, gleichzeitig läuft es einem heiß und kalt den Rücken hinunter. Im Zusammenhang mit Schwindel- und Benommenheitsgefühlen entwickelt sich die Angst, gleich in Ohnmacht zu fallen. Auch kann sich die Wahrnehmung der Umgebung verändern: Man fühlt sich, als sei man »im falschen Film« (Derealisation). Die Entfremdung kann sich auch auf den eigenen Körper und die eigene Person beziehen (»Depersonalisation«). Manche Menschen befürchten, die Kontrolle zu verlieren, z. B. laut zu schreien oder gar verrückt zu werden.

Wie lang dauert eine Attacke?

Von außen betrachtet, fällt bei Betroffenen eventuell lediglich ihre Blässe, das Schwitzen oder ein ängstlicher Gesichtsausdruck auf. Eine voll ausgebildete Panikattacke entwickelt sich innerhalb von einigen Minuten, sie kann nach fünf Minuten schon vorbei sein, aber auch mehrere Stunden anhalten. Nach Abklingen einer solchen Attacke fühlt sich der Betreffende verständlicherweise »wie gerädert«.

Wie häufig treten Attacken auf?

Die Häufigkeit von Panikattacken ist sehr unterschiedlich; sie können einmal pro Jahr, aber auch mehrmals täglich auftreten. Die Angst kommt »aus heiterem Himmel«, oftmals in sehr ruhigen Phasen oder kurz vor dem Einschlafen. Auch direkt aus dem Schlaf heraus kann es zu Panikattacken kommen. Gelegentlich sind Panikattacken aber auch an bestimmte, gefürchtete Situationen (siehe »Agoraphobie«) gebunden.

Die Angst vor der Angst

Wie wir bereits gesehen haben, entwickelt sich häufig ein Teufelskreis der Angst: Die Erwartungsangst, eine erneute Panikattacke zu bekommen (»Angst vor der Angst«), kann zu einer Chronifizierung der Beschwerden und zu einer erheblichen Beeinträchtigung der Lebensqualität führen.

Der Weg zur Diagnose ist oft lang

Viele Panikpatienten haben jedoch anfangs nicht das Gefühl, unter Ängsten zu leiden. Wegen der anfallsartig auftretenden körperlichen Symptome suchen sie vielmehr Hilfe bei praktischen Ärzten, Internisten und anderen Fachärzten. Häufig werden umfangreiche Untersuchungen zum Ausschluss einer organischen Ursache durchgeführt, die meist keine Erklärung bieten, sondern Anlass zu der Sorge geben, letztlich an einer unbekannten, daher nicht behandelbaren Krankheit zu leiden. Während Panikpatienten ihre körperlichen Symptome selbst stärker wahrnehmen, als sie tatsächlich sind, wird ihre Angst von der Umgebung oftmals nicht gesehen. Auch wird oft erst nach sehr langer Zeit die richtige Diagnose gestellt und eine geeignete Behandlung eingeleitet.

Die Herzneurose

Eine Sonderform der Panikstörung, bei der die anfallsartig auftretenden Beschwerden stark herzbezogen erlebt werden und mit einer ständigen ängstlichen Sorge um die Herzfunktion verbunden sind, wurde von den Gießener Psychosomatikern Horst-Eberhardt Richter und Dieter Beckmann als »Herzneurose« beschrieben (Richter, Beckmann 1969). Es wurde zwischen zwei unterschiedlichen Typen unterschieden: A-Typ (offene Demonstration der Beschwerden mit starken Versorgungs- und Abhängigkeitswünschen innerhalb der Familie) und B-Typ (forciertes Unabhängigkeitsstreben und Leistungsorientierung überlagern die zugrunde liegenden Todesängste und die Ängste vor Abhängigkeit). Besonderes Kennzeichen der Herzneurose ist, dass vielfach Partner und Familienmitglieder in die Ängste und die krankheitsbezogene Lebensweise der Betroffenen einbezogen werden, so dass schließlich ein sanatoriumsartiges Familienklima entsteht. Auf diese Weise verstärkt sich die Fixierung des Betroffenen auf seine Beschwerden. Richter und Beckmann stellten fest, dass die von ihnen untersuchten Herzphobiker vor Beginn der Beschwerden oftmals den Herztod einer wichtigen Bezugsperson erlebt hatten.

Menschen mit einer Herzphobie stellen eine relativ große Patientengruppe dar. So bestand beispielsweise bei jedem fünften bzw. vierten Patienten der Deutschen Klinik für Diagnostik in Wiesbaden der Verdacht auf eine Herzneurose.

Abgrenzung von organischen Herzerkrankungen

Von organischen Herzerkrankungen lassen sie sich u.a. dadurch unterscheiden, dass sie einen stark appellativen, um Hilfe suchenden Charakter aufweisen. Bei Panikpatienten bestehen Todesängste meistens nur während einer Panikattacke, bei den Herzphobikern hingegen auch unabhängig von Panikattacken.

»Menschen mit Platzangst können nicht über freie Plätze gehen«

Agoraphobie

Panikstörung und Agoraphobie

Ein großer Teil der von einer Panikstörung Betroffenen (etwa zwei Drittel) leidet zusätzlich unter einer Agoraphobie.

Der Begriff »Agoraphobie« (vom Griechischen »Agora« = Marktplatz und »Phobos« = Angst) wurde bereits im Jahre 1871 von dem deutschen Psychiater Westphal verwendet und verstanden als »Unmöglichkeit, durch bestimmte Straßen oder über bestimmte Plätze zu gehen...«. Die Agoraphobie wurde unter der Bezeichnung »Platzangst« 1887 von Kraepelin, dem damals bedeutendsten deutschen Psychiater, in die psychiatrische Krankheitslehre eingeführt.

Zentrales Kennzeichen: die Erwartungsangst

Die Erwartungsangst, d.h. die »Angst vor der Angst« stellt das zentrale Merkmal der Agoraphobie dar.

Die Angstgefühle verschwinden in Begleitung einer – zumeist bekannten – Person; sie treten nicht nur auf großen, leeren Plätzen auf, sondern vielfach auch in Fußgängerzonen oder beim Einkaufen in Supermärkten. Typischerweise fürchten Patienten mit einer Agoraphobie, in einer Menschenansammlung eine Panikattacke zu erleiden, keinen Fluchtweg zu haben oder keine Hilfe zu bekommen.

Zumeist treten zunächst die Panikattacken auf, erst später, nach durchschnittlich einem halben Jahr, entwickelt sich die Agoraphobie. Sie macht sich immer dann bemerkbar, wenn die gewohnte, schützende Umgebung verlassen wird (eigene Wohnung, bekannte Gegend, vertraute Personen). Die frühere Gegenüberstellung von Agoraphobie (Angst vor offenen Plätzen) und Klaustrophobie (Angst vor geschlossenen Räumen) ist als überholt anzusehen. Die Ängste beziehen sich vor allem auf öffentliche Orte, Situationen und Menschenansammlungen, wo beim plötzlichen Auftreten einer Panikattacke oder weniger stark ausgeprägten Symptomen (Schwindel, Herzrasen, Schwitzen; Angst, ohnmächtig zu werden oder die Kontrolle über die Blasen- und Darmfunktion zu verlieren) eine Flucht erschwert oder aber keinerlei Hilfe verfügbar wäre. Bestimmend ist das subjektive Gefühl, »in der Falle zu sitzen«, sowie die Angst, »anderen Menschen ausgeliefert zu sein«.

Erst Panikattacken, dann Agoraphobie

Das ausgeprägte Vermeidungsverhalten führt schließlich vielfach zu einem totalen Rückzug in die eigene Wohnung und fast vollständiger sozialer Isolation. Schließlich können die Panikattacken dann selbst in Anwesenheit eines Angehörigen oder Partners auftreten.

Häufige Auslöser

Auslöser einer Agoraphobie sind häufig länger andauernde belastende Situationen, die der ersten Panikattacke vorausgingen. Die unangemessene Verallgemeinerung dieser Situation und das Vermeidungsverhalten kennzeichnen die weitere

Angststörung als Lösungsversuch

Entwicklung. Wird eine Psychotherapie begonnen, so entsteht gelegentlich der Eindruck, dass die Panikattacken mit der daraus resultierenden Agoraphobie als ein erster, wenngleich auf Dauer ungenügender Lösungsversuch einer vorhandenen Konfliktsituation aufgefasst werden können. Die Agoraphobie ermöglicht dann in gewisser Weise eine Pattsituation angesichts eines auf andere Weise bisher nicht zu bewältigenden Konfliktes, z. B. innerhalb einer Paarbeziehung: Frau N., eine erfolgreiche junge Architektin, verzichtet wegen ihres Ehemannes auf ihre Karriere. In ihrer Ehe fühlt sie sich zunehmend eingeengt und unter Druck gesetzt. Obwohl sie sich ein Kind wünscht, lässt sie auf ausdrücklichen Wunsch ihres Ehemannes eine Abtreibung durchführen. Wenig später erlebt sie eine erste Panikattacke; in den folgenden Monaten und Jahren verlässt sie kaum noch das Haus. Der Ehemann muss ihre Versorgung übernehmen. Erst viele Jahre später entdeckt sie, wie sehr sie auf eigene autonome Gestaltungswünsche verzichtet hat angesichts ihres zunächst nicht lösbaren Dilemmas, entweder für sich selbst einzustehen oder ihren Partner zu verlieren.

»Eine Angststörung verändert das gesamte Leben«

Die Generalisierte Angststörung

Exzessive Angst und Sorge und eine furchtsame Erwartung, die nicht unter Kontrolle gebracht werden kann, sind das zentrale Merkmal dieser verbreiteten Angststörung. Die Bezeichnung »generalisiert« unterstreicht, dass diese Form der Angststörung durch übertriebene und andauernde Besorgnisse, Ängste und Befürchtungen in Bezug auf vielfältige Aspekte des Lebens charakterisiert ist. Im Gegensatz zur Panikstörung ist das Angstniveau ständig erhöht. Die Betroffenen leben in einem Dauerzustand von Angst und Sorge, ohne zu wissen, wovor sie Angst haben. Sie suchen häufig den Arzt auf, berichten dann aber nicht von Ängsten und Sorgen, sondern überwiegend über Schlafstörungen, ständige Anspannung, Kopfschmerzen, Übelkeit, Reizbarkeit, Nervosität und Konzentrationsstörungen. Deshalb wird auch häufig fälschlicherweise eine Depression diagnostiziert.

Zentrales Kennzeichen: Exzessive Angst und Sorge

Oftmals dauert es mehrere Jahre nach Beginn der ersten Symptome, bis die exakte Diagnose gestellt wird. Die Generalisierte Angststörung findet sich häufiger bei Frauen, oft im Zusammenhang mit lang andauernden Belastungen durch äußere Umstände. Ihre biologischen Ursachen liegen in einer erhöhten Aktivität des zentralen Nervensystems im Zusammenhang

Bis zur Diagnose vergehen oft Jahre

mit den anhaltenden und unkontrollierbaren Sorgen. Diese Befürchtungen sind nicht unmittelbare Folge widriger Lebensumstände, sondern völlig unangemessen. Sie beziehen sich auf zukünftiges Unglück in allen Facetten: Die Angehörigen könnten erkranken oder verunglücken, das Geld könnte nicht mehr ausreichen, in Schule und Beruf könnte es – trotz vorhandener Qualifikationen – zu einem Versagen und unzureichender Leistungsfähigkeit kommen. Die Sorgen gehen einher mit einer ständigen geistigen Übererregbarkeit, einer erhöhten Aufmerksamkeit, Gereiztheit und Schreckhaftigkeit. Schließlich stellen sich Konzentrationsschwierigkeiten und Vergesslichkeit ein. Darüber hinaus klagen die Betroffenen über eine große Anspannung (z. B. Spannungskopfschmerzen); es gelingt ihnen nicht mehr, sich zu entspannen. Oftmals besteht eine ausgeprägte vegetative Übererregbarkeit mit Schwindelgefühl, Atemnot, Herzrasen, Schwitzen, Hitzewallungen oder Frösteln, feucht-kalten Händen, Magen-Darm-Beschwerden, Mundtrockenheit, Schluckbeschwerden (dem Gefühl, einen »Kloß im Hals« zu haben) und Schlafstörungen.

Typische Befürchtungen Betroffener

Die Sogwirkung der Angst

Das Negative und Bedrohliche entfaltet eine Sogwirkung und überschattet den Alltag. Es gelingt den Betroffenen immer weniger, Anforderungen des Lebens und ihre eigenen Möglichkeiten nüchtern einzuschätzen. Darin sind Menschen mit einer Generalisierten Angststörung depressiv Erkrankten sehr ähnlich.

In einer in Allgemeinarztpraxen durchgeführten Studie wurde festgestellt, dass mehr als ein Viertel aller Patienten in den vergangenen vier Wochen unter Angstbeschwerden, ängstlicher Anspannung und Besorgnis litten. Jeder fünfte dieser Patienten wies eine seit mehr als sechs Monaten andauernde Generalisierte Angststörung auf. Die sogenannte »Stichtagsprävalenz« beträgt 5,6 Prozent – damit gehört die Generalisierte Angststörung zu den häufigsten psychischen Erkrankungen in der Allgemeinarztpraxis. Besonders bemerkenswert ist, dass sie bei etwa zwei Dritteln der Patienten von den Ärzten nicht erkannt wurde (Wittchen et al. 2001). Insgesamt leiden 2,5 Millionen Menschen in Deutschland an einer Generalisierten Angststörung. Diese verursacht die höchsten arbeitsbezogenen Einschränkungen (angstbedingte Fehlzeiten und Minderleistung).

Zahlreiche Menschen sind betroffen

»Menschen mit einer Angststörung fürchten sich vor allem davor, vor anderen Menschen ihr Gesicht zu verlieren«

Die soziale Phobie

Soziale Phobie: mehr als Schüchternheit

Menschen mit einer ausgeprägten Schüchternheit und Ängstlichkeit hat es stets gegeben. Bei der sozialen Phobie geht es jedoch um mehr als Schüchternheit und vorsichtige Zurückhaltung, die viele bescheidene oder empathische Menschen kennzeichnet. Die soziale Phobie ist eine behandlungsbedürftige Angststörung und wurde als solche im Jahre 1980 in das US-amerikanische Schema zur Diagnose psychischer Erkrankungen, das DSM-III, aufgenommen und 1990 im internationalen Diagnoseschema ICD-10 verankert.

Die soziale Phobie ist gekennzeichnet durch:

- **starke andauernde Angst vor sozialen, beruflichen oder sonstigen Leistungsanforderungen in Gegenwart anderer Menschen, die eine kritische Bewertung vornehmen könnten (Bewertungsangst),**
- **die Befürchtung, abgelehnt zu werden oder sich zu blamieren,**
- **die Tendenz, soziale Kontakte zu vermeiden,**
- **die Entwicklung situationsabhängiger Panikattacken,**
- **die Einsicht, dass die Angst, sich peinlich oder erniedrigend zu verhalten, übertrieben und unvernünftig ist.**

Die Diagnose

Die Diagnose einer sozialen Phobie wird bestätigt, wenn die betreffende Person Tätigkeiten allein angstfrei ausführen kann, die ihr in Gegenwart anderer Menschen Angst machen. Da die unmittelbare Beobachtung durch andere als bedrohlich erlebt wird, fliehen viele Sozialphobiker in die virtuelle Welt. Sie sitzen stundenlang am PC, chatten mit anonymen Kommunikationspartnern, nur um eines zu vermeiden: den unmittelbaren Blickkontakt, der das Erröten oder den Schweiß auf der Stirn offenbaren könnte. Im Berufsleben stehen sich Sozialphobiker oft selbst im Weg; sie vermeiden notwendige Auseinandersetzungen und bemühen sich darum, es anderen recht zu machen. Sie stellen ihr Licht eher unter den Scheffel und nutzen ihre vorhandenen Möglichkeiten und Qualifikationen nur begrenzt aus. Sozialphobiker sind häufig sehr einsam. Sie lernen seltener einen Partner kennen, können an Depressionen erkranken und begehen dreizehn Mal häufiger Suizidversuche als der Bevölkerungsdurchschnitt. Bei Kindern treten soziale Ängste am häufigsten in Form der Schulphobie und der Prüfungsangst auf. Die soziale Phobie im engeren Sinne tritt bei Männern und Frauen gleich häufig auf, sie beginnt zumeist im Teenager-Alter.

Sozialphobiker: oft einsam

Die soziale Phobie ist nach der Depression und der Alkoholabhängigkeit die dritthäufigste psychische Störung. Es besteht eine Auftretenswahrscheinlichkeit von 13,3 Prozent im Laufe des Lebens (11,1 Prozent Männer, 15,5 Prozent Frauen, NCS-Studie). Nach einer in Deutschland vorgenommenen Untersuchung bestand bei jedem 50. der 16–65-Jährigen in den letzten zwölf Mo-

Eine häufig auftretende Störung

naten eine Sozialphobie. Es lässt sich davon ausgehen, dass etwa jeder 10. im Laufe seines Lebens an einer Sozialphobie erkrankt.

Unbehandelt oft chronisch …

Unbehandelte Sozialphobien verlaufen gewöhnlich chronisch; selten kommt es zu einer spontanen Heilung. Bei vier von fünf Sozialphobikern treten im Laufe des Lebens eine oder mehrere weitere psychische Störungen (eine andere Angststörung, Depressionen, Substanzmissbrauch und -abhängigkeit) auf. Die Sozialphobie markiert somit in gewisser Weise den Einstieg in weitere schwere psychische Störungen.

… aber überwindbar

Aber auch dies ist ein Charakteristikum der sozialen Phobie: Die Angst vor negativer Bewertung durch andere Menschen lässt sich überwinden und in kreative Energie umwandeln. Hiervon berichten nicht nur Künstler, die ihre frühere Sozialangst überwunden haben, sondern auch viele andere, die es geschafft haben, eine offene, kontaktfreudige und sozialkompetente Haltung zu entwickeln.

»Bei einer Angststörung konzentriert sich die Angst auf ganz bestimmte Dinge«

Spezifische Phobien

Was ist eine spezifische Phobie?

Eine spezifische Phobie ist eine ausgeprägte, unangemessene oder unbegründete Angst, die durch das Vorhandensein oder die Erwartung von klar erkennbaren Situationen oder Gegenständen ausgelöst wird. Trotz ihrer Einsicht, dass die Angst übertrieben und letztlich nicht begründet ist, können sich die Betroffenen nicht beruhigen. Die gefürchteten Objekte und Situationen werden gemieden (z.B. Fliegen, Höhen, Tiere, Injektionen, Blut sehen).

Der Inhalt von Phobien ist sehr vielfältig; so findet man in früheren Beschreibungen nicht weniger als etwa 250 spezifische Phobien. Die folgende Liste gibt nur einen kleinen Ausschnitt aus dieser Vielfalt wieder:

Auswahl spezifischer Phobien

Griechisch-lateinischer Name	*Deutsche Übersetzung*
Aichmophobie	**Angst vor spitzen Gegenständen**
Ailurophobie	**Angst vor Katzen**
Akrophobie	**Angst vor Höhen**
Arachnophobie	**Angst vor Spinnen**
Bakteriophobie	**Angst vor Schmutz und Bakterien**
Karzinophobie	**Angst vor Krebserkrankung**

Dysmorphophobie	**Angst vor körperlicher Entstellung**
Emetophobie	**Angst vor Erbrechen**
Erythrophobie	**Angst vor Erröten**
Mysophobie	**Angst vor Berührung, Schmutz, Bazillen, Ansteckung**
Scotophobie	**Angst vor Dunkelheit**
Tripanphobie	**Angst vor Blut und/oder Injektionen**
Zoophobie	**Angst vor Tieren**

Trotz der Vielfalt möglicher Phobien unterstreicht diese kurze Auswahl, dass sich die Angst von Menschen mit einer spezifischen Phobie auf einige wenige Situationen oder Objekte konzentriert. Die Symptome können folgenden Typen zugeordnet werden:

- Tiertypus (Hunde, Spinnen, Schlangen),
- Umwelttypus (Höhe, Stürme, Wasser),
- Blut-Spritzen-Verletzungsphobie-Typus (Furcht vor Verletzungen oder Spritzen, dem Anblick von Blut; in solchen Situationen treten vielfach Ohnmachtsanfälle auf),
- Situativer Typus (Tunnel, Brücken, Fahrstühle, Fliegen, Autofahren, geschlossene Räume),
- Situationen, die zum Ersticken, Erbrechen oder zum Erwerb einer Krankheit führen könnten.

Die Phobie-Typen unterstreichen noch einmal das, was wir schon in Teil 3 dieses Buches vermutet hatten: Viele dieser phobischen Ängste sind

Unrealistische Ängste

ein Erbe aus jener Zeit, in denen Menschen noch mit den Gefahren des Höhlenlebens konfrontiert waren. Diese Ängste sind unter den heutigen Lebensbedingungen unrealistisch und übertrieben. Paradoxerweise sind diejenigen Dinge oder Situationen, in denen Menschen tatsächlich in Gefahr sind, selten Gegenstand phobischer Furcht (z.B. fettreiches Essen, Motorrad fahren, überhöhte Geschwindigkeiten). Die spezifischen Phobien, auch als einfache Phobien bezeichnet, beeinträchtigen die Menschen bei weitem nicht so stark wie andere Angsterkrankungen. Spinnen sind in modernen Wohnungen relativ selten anzutreffen, Menschen mit einer Höhenphobie werden in ihrer Lebensqualität nicht nachhaltig beeinträchtigt, wenn sie aus phobischen Gründen auf die Besteigung des Matterhorns verzichten. Allerdings kann die Angst vor Ansteckung durch Bakterien oder Viren leicht bizarre Formen annehmen und z.B. Teil einer Zwangskrankheit (vgl. S. 82 ff.) werden.

Prüfungsangst

Die Prüfungsangst ist ein Spezialfall einer spezifischen Phobie und kommt häufig vor. Im Gegensatz zu Lernenden mit positiven Erwartungen, die die mit Prüfungen verbundenen Ängste als leistungssteigernd erleben, kommt es bei Prüflingen mit einer Prüfungsangst zur Entwicklung angstbedingter Denkblockaden und Merkfähigkeitsstörungen. Das Gefühl, ein »leeres Hirn« zu haben, ist dann Folge der angstbedingten Ausschüttung der Stresshormone Kortison und Kortisol, die das Langzeitgedächtnis blockieren. Vielfach ist die Prüfungsangst als Ausdruck einer

Sozialphobie im Sinne einer allgemeinen Bewertungsangst aufzufassen.

Spezifische Phobien sind häufig

Spezifische Phobien sind sehr häufig: In der US-amerikanischen NCS-Studie wurde eine spezifische Phobie im Lebenszeitraum bei 11,3 Prozent aller Menschen gefunden (mit einem deutlichen Überwiegen der Frauen mit 15,7 Prozent gegenüber den Männern mit 6,7 Prozent). Im Verlauf der letzten zwölf Monate fand sich bei 8,8 Prozent aller Untersuchten eine spezifische Phobie. Sie beginnt meistens vor dem 20. Lebensjahr. Viele Menschen mit einer spezifischen Phobie können über lange Zeit relativ unbeeinträchtigt leben (ganz im Gegensatz zur sozialen Phobie, die schon von Beginn an mit erheblichen psychosozialen Beeinträchtigungen verbunden ist).

Kontraphobisches Verhalten

Menschen mit einer Phobie können unter Umständen ein kontraphobisches Verhalten entwickeln, das dazu beiträgt, gezielt diejenigen Situationen aufzusuchen, die am meisten gefürchtet werden. Aus dem Schlangen-Phobiker wird auf diese Weise ein Schlangen-Spezialist. Solche kontraphobischen Bewältigungsversuche werden insbesondere in zwischenmenschlichen Beziehungen und im Zusammenhang mit Ängsten vor Nähe, Intimität und Sexualität beobachtet und können unter Umständen dazu beitragen, dass jemand in eine Vielzahl von Beziehungen ausweicht, um seiner Angst vor Abhängigkeit aus dem Wege zu gehen.

»Menschen mit einer Angststörung können das Schlimme nicht vergessen«

Die posttraumatische Belastungsstörung

»PTBS« – was ist das?

Bei der posttraumatischen Belastungsstörung (PTBS) handelt es sich um eine verzögerte Reaktion auf ein belastendes Ereignis oder eine Situation außergewöhnlicher Bedrohung oder katastrophenartigen Ausmaßes. Die Betroffenen schwebten in Lebensgefahr, trugen körperliche Verletzungen davon bzw. erlebten, dass die eigene körperliche Unversehrtheit oder die einer anderen Person bedroht war. Traumatisierende Erfahrungen im Kindes- und Jugendalter gehen häufig mit sexuellen Übergriffen naher Bezugspersonen einher.

Auch psychisch stabile Menschen können betroffen sein

Eine posttraumatische Belastungsstörung kann sich auch bei Menschen entwickeln, die zuvor nie psychisch krank waren und die als psychisch stabil galten. Dabei ist zu berücksichtigen, dass nicht allein die Art und Intensität des Traumas, sondern auch die individuelle Reaktion darauf bedeutsam sind. Die Störung tritt nicht sofort nach dem traumatischen Erlebnis auf, sondern oft erst Wochen oder Monate später, gelegentlich auch erst Jahre später.

Das traumatische Erlebnis kehrt immer wieder

Das Schlimme kann tatsächlich nicht vergessen werden: Traumatisierte Menschen erleben ungewollt einzelne Aspekte des Traumas wieder (Intrusion). Es drängen sich dieselben sinnlichen

Eindrücke (Geräusche, Gerüche usw.), gefühlsmäßigen Reaktionen und körperlichen Begleiterscheinungen wie zum Zeitpunkt des Traumas auf. Die Betreffenden handeln oder fühlen so, als ob das traumatische Ereignis wiederkehren würde.

Typische Symptome

Dieses Wiedererleben geht einher mit verzerrten Wahrnehmungen der Wirklichkeit (Illusionen), weiteren von äußeren Wahrnehmungen unabhängigen Sinnestäuschungen (Halluzinationen) oder mit einem Wiedererleben des Traumas in plötzlich sich aufdrängenden Rückblenden (Flashbacks, Nachhallerinnerungen, Tagträumen oder Albträumen). Reize, die in irgendeiner Weise mit dem Trauma verbunden sind, werden bewusst vermieden. Wichtige Aspekte des Traumas können unter Umständen nicht erinnert werden (dissoziative Amnesie). Auch kann das Interesse, sich an Aktivitäten zu beteiligen, deutlich nachlassen; diese Reaktionen sind oftmals mit einem Gefühl der Losgelöstheit oder Entfremdung von anderen verbunden. Die Bandbreite des Erlebens ist zunehmend eingeschränkt (die Betreffenden können z. B. unfähig sein, zärtliche Gefühle zu empfinden). Die Zukunft präsentiert sich dann nur noch in düsteren Farben. Im Erleben der Betroffenen herrscht eine Mischung von großer Angst, Traurigkeit, intensivem Ärger, gefühlsmäßiger Taubheit bei gleichzeitig starken Schuldgefühlen, Selbstvorwürfen und Schamgefühlen vor.

Übererregtheit

Neben dem intrusiven (sich aufdrängenden) Wiedererleben und der Vermeidung von mit einem Trauma verknüpften Reizen findet sich als drittes wesentliches Kennzeichen eine Übererregtheit (sogenanntes erhöhtes Arousal). Traumatisierte Menschen leiden unter gravierenden Schlafstörungen, sind reizbar, gelegentlich aufbrausend und übertrieben schreckhaft. Sie leiden unter Konzentrationsschwierigkeiten und sind übermäßig wachsam (Hypervigilianz), als ob sie ständig auf der Hut sein müssten. Aus all dem resultieren erhebliche Beeinträchtigungen im beruflichen und sozialen Leben der Betroffenen.

Akute und chronische Form

Bei einer akuten posttraumatischen Belastungsstörung halten die Beschwerden weniger als drei Monate an, bei einer chronischen länger als drei Monate. An einer posttraumatischen Belastungsstörung können nicht nur die unmittelbar Betroffenen des traumatischen Ereignisses (sogenannte Primäropfer) erkranken, sondern auch Zeugen des Traumas (z. B. Einsatzkräfte, sogenannte Sekundäropfer) und ferner Angehörige und Bekannte der Betroffenen (sogenannte Tertiäropfer).

Das Spektrum der möglichen Folgen eines Traumas ist sehr breit und im Einzelfall sehr unterschiedlich. Ferner sind kurz dauernde, einmalige traumatische Erfahrungen (sogenannte Typ-I-Traumata) von lang dauernden bzw. wiederholten traumatischen Erfahrungen (sogenannte Typ-II-Traumata) zu unterscheiden.

Das »Angstgedächtnis«

Wie bereits im Kapitel »Hinter jeder Angst steckt eine traumatische Erfahrung«, S. 39, beschrieben wurde, verändern traumatische Erfahrungen die neuronalen Gehirnstrukturen. Es kommt u. a. zur

Entwicklung eines »molekularen Angstgedächtnisses« unter Beteiligung von Strukturen des Schläfenlappens (Hippocampus und Amygdala/Mandelkern).

PTBS bei Frauen und Männern

Nach den Ergebnissen einer repräsentativen US-amerikanischen Stichprobe (NCS-Studie) leiden 7,8 Prozent der Bevölkerung (Frauen 10,4 Prozent, Männer 5,0 Prozent) im Laufe ihres Lebens unter einer posttraumatischen Belastungsstörung, innerhalb des letzten Monats litten 2,8 Prozent der Bevölkerung darunter. Das PTBS-Risiko war bei Frauen nach einem Trauma doppelt so hoch wie bei Männern. Während Männer insgesamt mehr traumatische Erfahrungen sammeln als Frauen, erleben Frauen jedoch mehr Ereignisse mit hoher traumatisierender Wirkung, weil diese insbesondere in den Bereich der durch Menschen zugefügten Traumatisierungen fallen (vgl. Flatten et al. 2004).

Dauer der Störung

Bei etwa der Hälfte der traumatisierten Menschen klingen die Beschwerden innerhalb des ersten Jahres nach dem Trauma auch ohne Behandlung ab. Etwa bei einem Drittel der Betroffenen entwickelt sich ein chronischer Verlauf, insbesondere bei denjenigen mit sehr schweren anfänglichen Beschwerden und erlebter gezielter Erniedrigung. Bei Holocaust-Überlebenden (auch als »Survivor-Syndrom« bezeichnet) und Kriegsteilnehmern sind die traumatischen Erinnerungen auch nach mehreren Jahrzehnten unverändert und belastend. Zahlreiche typische Symptome der posttraumatischen Belastungsstörung wurden auch bei der Nachwuchsgeneration der Holocaust-Überlebenden festgestellt.

Verursacht jedes Trauma eine Störung?

Nicht jedes Trauma wird automatisch zu einer posttraumatischen Belastungsstörung. Die Entwicklung einer PTBS hängt nicht nur von den objektiven Umständen des Traumas (Schwere, Dauer) ab, sondern auch von der subjektiv wahrgenommenen Gefährdung, der gefühlsmäßigen Nähe zum Täter, der Stabilität der Persönlichkeit vor dem Trauma und der psychosozialen Unterstützung nach dem Trauma.

PTBS und weitere psychische Erkrankungen

Bei den meisten traumatisierten Menschen (NCS-Studie: Männer 88,3 Prozent, Frauen 79,3 Prozent) treten im Laufe der Zeit weitere psychische Erkrankungen auf (insbesondere Angststörungen, Depressionen: 50 Prozent, Alkohol- und Drogenmissbrauch: Männer 50 Prozent, Frauen 25 Prozent).

»Wer Angst hat, zweifelt an allem und möchte alles kontrollieren«

Die Zwangsstörung

Zwangsähnliche Verhaltensweisen sind vielen gesunden Menschen bekannt. Dazu gehören eine ausgeprägte Genauigkeit im Beruf, stereotype Gewohnheiten und Rituale (wie das mehrfache Nachzählen beim Abheben eines Geldbetrages, die Kontrolle der Wohnungstür), ferner auch magisch anmutende Praktiken, die das Glück erzwingen sollen, zumindest einen guten Ausgang (z.B. Klopfen auf Holz, »Toi-Toi-Toi«-Rufe). Diese ritualisierten Verhaltensmuster schaffen Sicherheit, ein zwangskranker Mensch jedoch bleibt unsicher, leidet an seiner Angst und zweifelt.

Was ist ein Zwang?

Unter einem Zwang versteht man Gedanken, Vorstellungen, Impulse und Handlungen, die sich einem Menschen gegen seinen Willen immer wieder aufdrängen. Zwänge werden von den Betreffenden selbst als sinnlose, eigene Gedanken und Impulse erkannt. Wenn Zwangskranke ihre Zwangshandlungen (z.B. Ordnen, Waschen, Kontrollieren oder Zählen) nicht ausüben können, werden sie von Angst, Ekel- und Schuldgefühlen gequält.

Im amerikanischen psychiatrischen Diagnose-Schema DSM werden die Zwangsstörungen seit 1987 zu den Angststörungen gezählt, im internationalen Diagnose-Schema ICD-10 werden sie als eigenständige Krankheitsgruppe geführt.

Zwangsstörungen lassen sich in zwei große Gruppen einteilen:
- **Zwangsgedanken, -befürchtungen und -impulse (engl.: Obsessions)**
- **Zwangshandlungen (engl.: Compulsions).**

Zwangsgedanken sind, wie oben bereits beschrieben, wiederkehrende und anhaltende Gedanken, Impulse oder Vorstellungen, die als aufdringlich und unangemessen empfunden werden und ausgeprägte Angst und großes Unbehagen hervorrufen.

Typische Zwangshandlungen

Zwangshandlungen sind wiederholte Verhaltensweisen (z.B. Händewaschen, Ordnen, Kontrollieren) oder auch gedankliche Handlungen (z.B. Beten, Zählen, leises Wiederholen von Wörtern), zu denen sich die Person als Reaktion auf einen Zwangsgedanken oder aufgrund von streng zu befolgenden Regeln gezwungen fühlt. Auch hier erkennen die Betroffenen, dass ihre Zwangsgedanken oder Zwangshandlungen übertrieben oder unbegründet sind. Zwangsgedanken rufen in den meisten Fällen die Angst hervor, die durch Zwangshandlungen vermindert werden soll. Diese Abläufe erfordern einen hohen Zeitaufwand (täglich mindestens eine Stunde).

Zwangsgedanken

Die Inhalte der Zwangsgedanken beziehen sich oft auf aggressive oder sexuelle Themen, die von den Betroffenen als fremd und abstoßend erlebt werden (z.B. Zwangsimpulse einer Mutter, ihr geliebtes Kind zu töten; den Zwangsimpuls, von einer Brücke herabzuspringen, ohne dass eine Suizidabsicht vorliegt; Zwangsimpulse zu verpönten sexuellen Handlungen). Unter Umständen können sich auch blasphemische (gotteslästerliche) Themen aufdrängen. Diese Inhalte führen zu der massiven Angst, dass die jeweiligen Impulse in die Tat umgesetzt werden könnten.

Die meisten Zwangsstörungen können durch drei Fragen erkannt werden:

- **»Haben Sie Gedanken, die Sie quälen und die Sie nicht loslassen?«**
- **»Müssen Sie Ihre Hände immer wieder waschen?«**
- **»Müssen Sie manche Dinge immer wieder kontrollieren?«**

Unterschiede zu anderen Angststörungen

Im Unterschied zu den eigentlichen Angststörungen werden Ängste bei Zwangsstörungen erst dann deutlich erlebt, wenn die Zwangshandlungen nicht mehr im nötigen Umfang ausgeführt werden. Zwangsrituale sind dementsprechend insbesondere ein Mittel zur Bewältigung von Unruhe und Unbehagen. Angstlösende Medikamente sind bei Zwangsstörungen weniger hilfreich als bei Angststörungen.

Ursachen

Man nimmt an, dass Zwänge die Folge von hirnfunktionellen Störungen sind (genauer: einer gestörten Interaktion zwischen den sogenannten Basalganglien, dem limbischen System und dem Stirnhirn). Es bestehen Überlappungen zwischen Zwangsstörungen und anderen psychischen Störungen, wie z.B. Tics, dem Tourette-Syndrom (durch automatische Bewegungen und unwillkürliches Ausstoßen von Lauten gekennzeichnete chronische Störung), der Dysmorphophobie (Überzeugung, an einer körperlichen Entstellung zu leiden) und der Trichotillomanie (zwanghaftes Ausreißen der Haare).

Verbreitung

Unter Zwangsstörungen leidet in Deutschland etwa jeder 50. im Laufe des Lebens; innerhalb der letzten sechs Monate litten 1,8 Prozent der Bevölkerung unter Zwangsstörungen. Die Zahlen für die USA unterscheiden sich nicht wesentlich. Kulturübergreifende Vergleichsstudien zeigten, dass Zwangsstörungen weltweit in ähnlicher Form auftreten. Die meisten Zwänge beginnen vor dem 25. Lebensjahr. Unter den Zwangskranken sind etwa 55 Prozent Frauen und 45 Prozent Männer. Auffällig ist, dass die Hälfte der Zwangskranken ohne festen Partner lebt (im Vergleich zu einem Viertel bei anderen Angststörungen).

»Wer Angst hat, ist auch depressiv«

Angst und Depression

Zusammenhang von Angst und Depression

Viele Menschen mit Angststörungen erkranken im Laufe ihres Lebens auch an einer Depression. Bereits Hippokrates wusste um den Zusammenhang beider Befindlichkeiten: »Patienten mit lange währender Angst werden anfällig für Melancholie.« Neuere Studien bestätigen dies: Zwischen 30 und 50 Prozent der Panikpatienten entwickeln mindestens eine Episode einer schweren Depression. Es ist oft schwierig, zwischen einer ängstlichen und einer depressiven Grundsymptomatik zu unterscheiden. Etwa 65 Prozent aller Menschen, die an einer schweren Depression leiden, haben ein zumindest mäßig ausgeprägtes Angstsyndrom. In den meisten Fällen trat zunächst eine Angststörung auf, bevor sich im weiteren Verlauf auch eine Depression entwickelte. Bei leichter, gleich starker Ausprägung ängstlicher und depressiver Beschwerden wird die ICD-10-Diagnose »Angst und depressive Störung gemischt« gestellt. Insbesondere bei Agoraphobien finden sich häufig depressive Verstimmungszustände. Depressive Symptome vor dem Auftreten einer Angststörung sprechen dafür, dass die Depression die primäre Erkrankung ist.

Symptome der Depression

Bei Depressionen stehen Versagens- und Zukunftsängste, verbunden mit einem negativen

Selbstwertgefühl, im Vordergrund. Bei einer größeren Untergruppe der Betroffenen bestehen ausgeprägte Schuldgefühle. Liegen hypochondrische Befürchtungen vor, z.B. die Sorge, an einer schweren körperlichen Erkrankung zu leiden, werden körperliche Beschwerden überbewertet. Verschiedene depressive Ängste können wahnhaft ausgestaltet werden, sie sind dann auch mit Hinweis auf die davon abweichende Realität nicht korrigierbar (z.B. Verarmungswahn trotz stabiler materieller Lebensbedingungen). Depressiv Erkrankte leiden darüber hinaus oft unter einem Verlust jeglicher Freude (Anhedonie), Antriebsstörungen, Konzentrations- und Merkfähigkeitsstörungen.

Komorbidität

Das gemeinsame Vorkommen von Angststörungen und Depression (die sogenannte Komorbidität) wurde auch bei Untersuchungen in Allgemeinarztpraxen gefunden. Das gleichzeitige Auftreten beider Erkrankungen erhöht den Schweregrad und die Wahrscheinlichkeit, dass die Erkrankung chronisch wird, dass der Behandlungserfolg geringer ausfällt und dass Betroffene in ihrem täglichen Leben deutlich beeinträchtigt sind. Studien haben ergeben, dass eine Depression mit begleitender Angst auch von einem höheren Vorkommen von Suiziden begleitet ist. Aus all diesen Gründen bedürfen Patienten, die sowohl an einer Angsterkrankung als auch an einer Depression leiden, einer besonders intensiven medikamentösen und psychotherapeutischen Behandlung.

Depression, Angst und körperliche Erkrankungen

Ebenso wie bei Depressionen finden sich auch bei Angststörungen vermehrt körperliche Erkrankungen, insbesondere Herzkrankheiten, Bluthochdruck, Verdauungsstörungen, Migräne und Erkrankungen im Urogenitalbereich. Die Ergebnisse einer großen Längsschnittstudie (Stirling County Study) unterstrichen, dass sowohl beim Vorhandensein körperlicher Erkrankungen mit dem vermehrten Auftreten von Angststörungen und/oder Depressionen zu rechnen war, wie auch umgekehrt beim Vorhandensein von Angststörungen und Depressionen vermehrt körperliche Erkrankungen in der Folge auftraten. Bei Patienten mit Angststörungen finden sich gehäuft organische Erkrankungen, z.B. Magengeschwüre (31 Prozent), Bluthochdruck (27 Prozent) und Herzerkrankungen (17 Prozent).

»Hinter vielen körperlichen Symptomen steckt Angst«

Schmerzen und andere körperliche Beschwerden

Körperliche Symptome ohne organische Ursache

Oft treten Schmerzen und die unterschiedlichsten körperlichen Beschwerden auf, ohne dass eindeutige organische Ursachen nachgewiesen werden können. Bei Beeinträchtigungen dieser Art kann Angst eine wichtige Rolle spielen. Körperbezogene Ängste werden heute als somatoforme Störungen bzw. Somatisierungsstörungen (ICD-10) bezeichnet.

Häufige Beschwerden

Bei der Somatisierungsstörung liegen unterschiedliche, wiederholt auftretende, häufig wechselnde und oft bereits seit mehreren Jahren bestehende körperliche Beschwerden vor, für die keine organischen Ursachen gefunden werden. Die Symptome können sich auf jeden Körperteil bzw. jedes Organsystem beziehen. Zu den häufigsten Beschwerden zählen Schmerzen im Verdauungstrakt, Aufstoßen, Übelkeit, abnorme Hautempfindungen (mit Jucken, Brennen, Taubheitsgefühlen). Ferner können sexuelle und menstruelle Störungen vorhanden sein. Die Beschwerden beginnen meistens im frühen Erwachsenenalter. Da die Betroffenen auf ihre organischen Symptome fixiert sind, werden auch in den Folgejahren zahlreiche medizinische Abklärungen durchgeführt. Vielfach entwickelt sich schließlich ein ausgeprägter Medikamentenmissbrauch.

Bei einer somatoformen autonomen Funktionsstörung sind die Beschwerden an bestimmte Organe gebunden (Herz-Kreislauf-System, Verdauungstrakt, Atmung oder Urogenital-System). Ängste werden von den Betroffenen oft nur als Folge der körperlichen Funktionsstörungen (z.B. Herzrasen, Wechsel von Durchfall und Verstopfung, Atemnot, Reizblase) erlebt. Gelingt es, Patienten mit einer somatoformen Störung bzw. einer Somatisierungsstörung zu einer Psychotherapie zu motivieren, können Ängste deutlicher wahrgenommen werden, die bis dahin lediglich auf körperliche Funktionen bezogen wurden.

Wirkung von Psychotherapie

Angst als Begleiterscheinung körperlicher Krankheit

Angst kann andererseits aber auch Begleiterscheinung einer körperlichen Erkrankung sein. Neben der organischen Grunderkrankung finden sich sowohl Panikstörungen, Generalisierte Angststörungen oder eine Kombination von beiden.

Organische Grunderkrankungen, die von einer Angststörung begleitet sein können

- Hormonelle Störungen (z. B. eine Überfunktion der Schilddrüse),
- Stoffwechselstörungen (z. B. Zuckerkrankheit),
- Störungen des Herz-Kreislauf-Systems,
- Atemwegserkrankungen (z. B. Asthma bronchiale),
- Neurologische Störungen (z. B. Epilepsie im Schläfenlappenbereich),
- Ernährungsstörungen (z. B. Vitaminmangel-Erkrankungen),
- Infektionen,
- Tumore (z. B. das Phäochromozytom, ein seltener Tumor im Nebennierenmark, der zu einer übermäßigen Ausschüttung von Adrenalin und somit zu einer Überaktivierung führt),

- **Cushing-Syndrom (Störung des Hypophysenvorderlappens mit übermäßiger Ausschüttung des Stresshormons Kortisol, Entwicklung einer ängstlich-depressiven Symptomatik mit Stimmungsschwankungen, Zuckerkrankheit, Bluthochdruck und unter Umständen Entfremdungszuständen),**
- **Bluterkrankungen (z. B. Anämie),**
- **Immunkrankheiten (z. B. Lupus erythematodes).**

Als seelische Reaktion können sich Ängste im Zusammenhang mit der Diagnose von schwerwiegenden Organerkrankungen (z. B. Krebs, Herzerkrankung, Multiple Sklerose) und vor oder nach schweren Operationen entwickeln.

Angst und Drogenabhängigkeit

Liegt ein Missbrauch oder eine Abhängigkeit von Tabletten bzw. Drogen vor, so kann sich eine sogenannte substanzinduzierte »Angststörung« entwickeln. Alkohol, Nikotin, Kaffee, Medikamente und Drogen können durch Veränderungen im Herz-Kreislauf-System (z. B. Kollapsneigung) sowie durch einen Blutzuckerabfall Panikattacken verursachen. Dasselbe gilt nach plötzlichem Absetzen einer Droge bzw. bei Einnahme aufputschender Drogen. Der Verdacht auf eine substanzbedingte Angststörung ergibt sich u. a. aus dem Vorhandensein von untypischen Symptomen während der Panikattacke (Gleichgewichtsstörung, Bewusstseinsstörung, undeutliche Sprache usw.).

Erst Angststörung, dann Depression

62 Prozent aller Menschen mit einer Angststörung entwickeln auch eine schwerere Depression, 40 Prozent leiden an einer leichteren de-

pressiven Verstimmung (Wittchen et al. 1994). In den meisten Fällen trat zunächst eine Angststörung auf, bevor sich im weiteren Verlauf auch eine Depression entwickelte.

»Angst kann jede Freude am Leben nehmen«

Angststörungen und Suizidgefahr

Angst schafft Leidensdruck

Menschen mit Angststörungen erleben insbesondere dann, wenn sie nicht frühzeitig und ausreichend behandelt werden, wie sich ihre persönlichen Gestaltungsmöglichkeiten zunehmend einengen. Der Versuch, die Erkrankung »in den Griff zu bekommen«, z.B. durch Einnahme von Beruhigungsmitteln, durch Alkohol oder Drogen, mündet vielfach in eine Sucht. Diese Teufelskreise der Angst und das erlebte Scheitern, sie zu überwinden, geht mit einem erheblichen Leidensdruck und großer Verzweiflung einher. Viele Angstpatienten fühlen sich nicht nur abhängig von ihrer Krankheit, sondern zunehmend auch von ihrem sozialen Umfeld. Vielfach schämen sie sich dieser Abhängigkeit (Abhängigkeitsscham). Ihr Selbstbild ist dementsprechend negativ. Insbesondere dann, wenn stabile partnerschaftliche und/oder familiäre Beziehungen fehlen oder verloren gehen, treten Suizidgedanken stärker in den Vordergrund. Vor allem bei Panikpatienten fand sich in zahlreichen Langzeitstudien eine hohe Rate an Suiziden. Untersuchungen ergaben, dass etwa jede fünfte Frau mit einer Angststörung im Verlauf des der Erhebung vorangegangenen Jahres Suizidgedanken hegte. Entwickeln sich zusätzlich Depressionen und/oder Abhängigkeitsstörungen, so nimmt die Anzahl der Suizidgedanken und der Suizide deutlich zu.

Abhängigkeitsscham

Suizidgefahr frühzeitig ansprechen

Es ist daher von großer Bedeutung, in der Behandlung von Menschen mit Angststörungen die Suizidgefahr zu berücksichtigen und Suizidphantasien und -gedanken frühzeitig anzusprechen.

Was hilft?

»Angststörungen wird man nie mehr los«

Therapien gegen die Angst

Voraussetzungen

Die Einleitung einer geeigneten Behandlung von Angststörungen ist an zwei wesentliche Voraussetzungen geknüpft:

1. Die Verbesserung der Diagnostik von Angststörungen und
2. die Entstigmatisierung von Angststörungen.

Je eher Therapie, desto besser

Beide Faktoren – die oftmals sehr späte Diagnose einer Angststörung und die bei den Betroffenen mit Schamgefühlen verbundene Stigmatisierung seelischen Leidens – führen vielfach dazu, dass geeignete Behandlungen erst sehr spät, gelegentlich erst nach Jahren, eingeleitet werden. Je eher eine Angstbehandlung begonnen wird, umso besser: Ein wesentliches Ziel der Behandlung von Angststörungen besteht darin, möglichst frühzeitig die Teufelskreise der Angst zu durchbrechen und zur Entwicklung günstigerer Bewältigungsmöglichkeiten beizutragen. Eines gilt es dabei stets im Auge zu behalten: Die Eintrittspforte in die Teufelskreise der Angst ist das Vermeidungsverhalten!

Psychotherapie und medikamentöse Behandlung

Angesichts der unterschiedlichen körperlichen, seelischen und sozialen Faktoren, die bei der Entstehung von Angststörungen miteinander verknüpft sind, liegt es nahe, dass die Behandlung von Angststörungen unterschiedliche Behandlungsmodule (Psychotherapie und medikamentöse Behandlung) einschließt. Im Folgenden werden die Prinzipien der Verhaltenstherapie (einschließlich Kognitive Therapie) und der psychodynamischen Psychotherapie dargestellt, im anschließenden Kapitel die pharmakologische Therapie der Angststörungen.

Bedeutung der psychotherapeutischen Beziehung

So unterschiedlich das therapeutische Vorgehen im Einzelnen sein mag, eine stabile therapeutische Beziehung zwischen Patientinnen und Patienten und ihren Behandelnden stellt die wesentliche Basis für ein Gelingen der Therapie dar. Patienten müssen sich geborgen fühlen und das Gefühl haben, jederzeit aussprechen zu dürfen, was sie/er fühlt.

Allgemeine therapeutische Wirkprinzipien in einer Psychotherapie bestehen in:

- **einer vertrauensvollen Beziehung,**
- **in dem Angebot einer Erklärung über die Ursachen der Störung und die Art und Weise, wie sie zu beseitigen ist,**
- **in der Transparenz des Therapieplans und der Unterstützung der Motivation des Patienten zur Veränderung,**
- **in der Vermittlung von Erfolgserlebnissen, die Selbstvertrauen und Hoffnung des Patienten bestärken und**
- **in der Vermittlung eines emotionalen Klimas, in dem es Patienten erleichtert wird, ihre Gefühle zum Ausdruck zu bringen und sich auch bei der Äußerung von Angstreaktionen akzeptiert zu fühlen.**

Die inzwischen vorliegenden Forschungsergebnisse der vergangenen Jahrzehnte unterstreichen, dass Angststörungen überwunden werden können – insbesondere dann, wenn frühzeitig eine adäquate Behandlung eingeleitet wird, die auch das Selbsthilfepotenzial des Betreffenden nachhaltig stärkt. Ein grundlegendes Ziel der Behandlung besteht in der Überwindung der Vermeidungsreaktionen bei Angststörungen.

Angststörungen sind überwindbar

»Menschen mit Angststörungen müssen lernen, sich anders zu verhalten«

Die Verhaltenstherapie

Selbstheilungskräfte mobilisieren

Ein wesentliches Ziel der Verhaltenstherapie besteht darin, Angstpatienten möglichst schnell zu befähigen, mit ihren Problemen allein fertig zu werden, d.h. ihre Selbstheilungskräfte zu mobilisieren.

Verhaltenstherapie unterstützt den Patienten darin

1. **verhaltensorientiert zu denken (d.h. sie vermittelt die Erkenntnis, dass für die Lösung von Problemen aktives Handeln und eine Verhaltensänderung notwendig sind),**
2. **lösungsorientiert zu denken (der Schwerpunkt liegt auf der Entwicklung von Problemlösungen),**
3. **positiv zu denken (d.h. sie hilft bei der Entdeckung eigener Stärken und Fähigkeiten unter realistischer Einschätzung berechtigter Sorgen und Ängste),**
4. **in kleinen Schritten zu denken (es werden kleine, begrenzte und erreichbare Ziele gesetzt),**
5. **flexibel zu denken (die Therapie vermittelt die Einsicht, dass ein Ziel auf verschiedenen Wegen erreicht werden kann) und**
6. **zukunftsorientiert zu denken (Vermittlung der Einsicht, dass Verhaltensänderungen nur in der Gegenwart durchführbar sind und im Hinblick auf die Vergangenheit nur neue, hilfreichere Sichtweisen des Erlebten möglich sind).**

Dauer einer Verhaltenstherapie

Eine Verhaltenstherapie umfasst durchschnittlich 20 bis 80 Stunden. Das verhaltenstherapeutische Vorgehen beruht auf drei Säulen:

1. Detaillierte Problemanalyse: Wann genau bestehen die Probleme? Was genau ist ihre Ursache? Was trägt zu ihrer Aufrechterhaltung bei?
2. Individuelle Zielbestimmung: Was soll nicht mehr sein? Was genau soll erreicht werden?
3. Konkrete Therapieplanung gemeinsam mit dem Patienten. Dabei wird das therapeutische Vorgehen möglichst transparent gemacht.

Bei den unterschiedlichen Angststörungen werden spezifische Behandlungskonzepte angewandt:

Tabelle: Verhaltenstherapie (spezifische Therapieansätze) bei einzelnen Angststörungen (nach Morschitzky 2003)

	Angststörungen			
	Panikattacken	*Agoraphobie*	*Generalisierte Angststörung*	*Soziale Phobie*
Spezifische Therapieansätze (VT)	Exposition an körpereigene Signale (z. B. Hyperventilationstest) Kognitive Umstrukturierung	Exposition an externe Auslöser Abbau von Vermeidungsverhalten	Entspannungsverfahren Biofeedback »Sorgenexposition« Kognitive Strategien zur Beruhigung	Selbstsicherheitstraining Kommunikationstraining Rollenspiele In-vivo-Exposition

Strategien der Behandlung

Neben der eingangs schon erwähnten systematischen Desensibilisierung, bei der die Betroffenen in gestufter Weise mit den angstauslösenden Reizen konfrontiert werden, wurde in der Verhaltenstherapie eine weitere Strategie zur Behandlung von phobischen Ängsten entwickelt: die

Konfrontationstherapie (Reizüberflutung/Flooding). Diese beiden verhaltenstherapeutischen Behandlungsansätze unterscheiden sich nach Art und Realitätsgrad der Angstkonfrontation.

Tabelle: Art und Realitätsgrad der Angstkonfrontation (nach Morschitzky 2003)

Art der Angstkonfrontation	*In der Vorstellung*	*In der Realität*
Graduell (allmählich, gestuft)	**Desensibiliserung (Annähern)**	**Habituierung (Gewöhnung)**
Massiert (plötzlich und intensiv)	**Implosion (Verlöschen durch Übertreiben)**	**Flooding (Überfluten)**

Systematische Desensibilisierung

Die Patienten werden in kleinen Schritten an die angstauslösenden Situationen herangeführt. Dadurch lernen sie, angstauslösende Situationen nach und nach besser zu ertragen mit dem Ziel, die Situation angstfrei bewältigen zu können. Diese Behandlungstechnik wird häufig, aber nicht notwendigerweise mit einem Entspannungstraining verbunden; zumeist handelt es sich dabei um die einfach zu erlernende Technik der progressiven Muskelentspannung nach Jacobson.

»Angsthierarchie«

Es werden zunächst konkrete, angstauslösende Objekte oder Ereignisse zusammengestellt, die anschließend in eine nach Schwierigkeitsgrad abgestufte Reihenfolge gebracht werden (Erstellung einer Angsthierarchie). Anschließend lernen die Betroffenen, die angstauslösenden Situationen – beginnend mit der leichtesten Aufgabe – in der Vorstellung zu ertragen. Die nächstschwierigere Situation wird erst dann angegangen, wenn die leichtere Aufgabe wiederholt ohne Angst durchgestanden werden kann. Die Desensibilisierung erfolgt nicht nur in der Vorstellung, sondern auch in der Realität, in der nur diejenigen Situationen aufgesucht werden, die in der Vorstellung bereits sicher ertragen werden konnten (gestufte Reizkonfrontation).

Neuere Studien zur systematischen Desensibilisierung haben ergeben, dass Entspannung keine notwendige Voraussetzung für die Wirksamkeit des Verfahrens ist und dass sichere Angstbewältigung kein schrittweises Vorgehen (im Sinne einer Angsthierarchie) benötigt.

Für wen eignet sich dieses Vorgehen?

Da trainiert wird, wie man den bisher gemiedenen Situationen ohne Angst begegnen kann, lässt sich die systematische Desensibilisierung auch als ein Angst-Meidungs-Training auffassen (Hand 1996). Dieses Vorgehen kommt dem Bedürfnis vieler Patienten entgegen, bisher angstauslösende Situationen schrittweise ohne Angst bewältigen zu können. Es wird deshalb vielfach im Rahmen von Selbsthilfeprogrammen eingesetzt. Weiterhin eignet es sich für bestimmte Personengruppen: Menschen mit Ängsten in bestimmten Situationen im Rahmen einer Generalisierten Angststörung, Patienten, die gleichzeitig an weiteren seelischen Erkrankungen (z.B. Depressionen) und/oder körperlichen Erkrankungen (u.a. Herz-Kreislauf-Störungen) leiden, Menschen, die in ihrer Vorgeschichte an psychotischen Episoden litten und Menschen mit einer posttraumatischen Belastungsstörung.

Konfrontationstherapie

Die Konfrontationstherapie wurde in den 1960er Jahren von dem britischen Psychiater Isaac Marks entwickelt. Sie wird auch als Exposition, Expositionstherapie oder »Reizüberflutung« (engl.: »Flooding«) bezeichnet. Die Konfrontationstherapie beruht auf drei charakteristischen Prinzipien:

1. Massierte Reizkonfrontation. Die Betreffenden werden rasch und intensiv mit den am meisten angstauslösenden Situationen in ihrem Alltag konfrontiert.
2. Ununterbrochene und nicht ablenkende Konfrontation mit der Angstsituation: Die bisher gefürchteten körperlichen und gefühlsmäßigen Reaktionen und Denkmuster werden in Gegenwart des Therapeuten provoziert, bis die Angstreaktionen auf ein erträgliches Ausmaß abgesunken sind.
3. Reaktionsverhinderung: Die Betroffenen werden ermutigt, die angstauslösenden Situationen zum Zeitpunkt der größten Anspannung nicht zu verlassen, sondern auszuharren, die Angst in einer Art Beobachterposition aushalten zu lernen und somit das Erlebnis der Bewältigung zu erfahren.

Konfrontation: die wirksamere Vorgehensweise

Die Konfrontationstherapie ist wesentlich wirksamer als die systematische Desensibilisierung. Das Erlebnis, eine zuvor unerträgliche Angst bewältigen zu können, wird neu im Gehirn abgespeichert. Jahrelang bestehende Ängste (insbesondere bei Agoraphobie und sozialer Phobie) können oft bereits nach kurzer Zeit überwunden werden.

Wie wirkt Konfrontation?

Die Wirkung einer Konfrontationstherapie lässt sich neurobiologisch damit erklären, dass die Behandlung wahrscheinlich auf höhere Zentren der Gehirnrinde (insbesondere im Stirnhirnbereich) Einfluss hat. Auf diese Weise wird die Fähigkeit der Patienten gestärkt, durch vernünftige Überlegungen körperliche Automatismen zu überwinden und das Angstnetzwerk zu bremsen. Eine direkte Beeinflussung »niedrigerer« Gehirnzentren (Amygdala und Hippocampus) kann durch Psychotherapie wahrscheinlich nicht bewirkt werden. Durch die wiederholten Konfrontationen kommt es zu einer Löschung der über den Hippocampus gelernten Gedächtnisinhalte, indem die Verbindung des Kontextes (d.h. der Umgebung) mit der Angstreaktion gelöscht wird. Mögliche Rückfälle beruhen unter Umständen darauf, dass der ursprüngliche Gedächtnisabdruck jedoch bestehen bleibt. In solchen Fällen ist eine erneute, in der Regel kürzere Konfrontationstherapie notwendig, um die übergeordneten Zentren im Stirnhirnbereich nachhaltig zu stärken.

Für wen eignet sie sich?

Die Anwendung der Konfrontationstherapie setzt voraus, dass es tatsächlich etwas zu konfrontieren gibt: Dies ist jedoch bei vielen Angststörungen nicht der Fall, kommt doch die Angst bei Panikstörungen »aus heiterem Himmel«. Auch bei einer Generalisierten Angststörung wissen die Betroffenen vielfach nicht, wovor sie sich fürchten. In diesen Fällen wird eine andere therapeutische Technik angewandt, die »kognitive Therapie«.

Kognitive Therapie

Sie bietet mittlerweile das erfolgreichste Behandlungskonzept für Panikpatienten mit und ohne Agoraphobie (vgl. Margraf und Schneider 1990).

Neue Sichtweisen entwickeln lernen

Patienten mit Panikstörungen werden z.B. darauf vorbereitet, was bei der nächsten Panikattacke passieren könnte. Im Rahmen eines Dialogs lernen die Patienten dabei, ihre Fehlinterpretationen körperlicher Symptome zu identifizieren. Im Anschluss daran werden alternative Erklärungskonzepte betrachtet und mit den dafür sprechenden Argumenten (bisher: »Schwindel führt zur Ohnmacht«, neue Erkenntnis: »Bei steigendem Blutdruck und Herzrasen kann man nicht ohnmächtig werden«) verglichen. Durch Abwägen des Für und Wider werden schließlich neue Sichtweisen und damit auch neue Handlungsmöglichkeiten entwickelt, mit denen der Patient bei der nächsten Panikattacke versuchen kann, sich selbst zu beruhigen. Dieses Vorgehen wird auch als »sokratischer Dialog« bezeichnet.

Die kognitive Therapie schließt folgende Schritte ein:

- Diagnostische Phase: Gezielte Suche nach möglichen Auslösern für Panikattacken.
- Vermittlung eines Erklärungsmodells für Panikattacken: z.B. der bereits beschriebene Teufelskreis der Angst.
- Entkatastrophisierung: Intensive gedankliche Auseinandersetzung mit verschiedenen befürchteten Katastrophen.
- Gewöhnung an unangenehme, bewusst provozierte Körperempfindungen: Durch Übungen

(z.B. Atmung durch einen Strohhalm, körperliche Belastungen, schnelle Drehungen des Kopfes zur Schwindelprovokation) werden künstlich Symptome (z.B. Luftnot, Schwindel) simuliert. Die Betroffenen erkennen, dass sie bisher Beschwerden fälschlicherweise als bedrohlich eingeschätzt haben.
- Bewältigung von Vermeidungsverhalten durch Erstellen einer Angsthierarchie (s.o.) und Konfrontationstherapie.
- Lernen, mit dem Restrisiko zu leben: Die Patienten lernen, dass ihr Bedürfnis nach hundertprozentiger Sicherheit eine Quelle ihrer Angststörung ist.
- Ergänzende Maßnahmen: Verschiedene andere Trainingsmethoden werden bei Bedarf eingesetzt, z.B. Problemlösetraining, Training sozialer Fertigkeiten, Rückfallprävention.

Beim Einsatz der Konfrontationstherapie ist zu berücksichtigen, dass Menschen mit Generalisierter Angststörung häufig einen fundamentalen Mangel an Vertrauen zu sich selbst und zu anderen aufweisen und nicht allein durch Konfrontationstechniken in ihrer Persönlichkeitsentwicklung gefördert werden können (vgl. Morschitzky 2004). Entscheidend ist hier oft der Aufbau von Vertrauen zu sich selbst und zu anderen aufgrund der neuen und positiven Erfahrungen innerhalb der therapeutischen Beziehung.

Vertrauen ist wichtig

Die Verhaltenstherapie bei Angststörungen ist das wissenschaftlich am besten fundierte Verfahren im Bereich der gesamten Psychotherapie.

»Menschen mit Angststörungen müssen sich mit Konflikten auseinandersetzen«

Die Psychodynamische Psychotherapie

Ein anderer Weg der Therapie

Einen völlig anderen Weg als die Verhaltenstherapie wählen die psychoanalytisch orientierten Psychotherapieverfahren (Psychodynamische Psychotherapie, tiefenpsychologisch fundierte Psychotherapie). Wesentliches Ziel ist die Änderung der Persönlichkeit und die Bewältigung bisher unverarbeiteter Konflikte in der Lebensgeschichte, so dass den Angstsymptomen schließlich der Boden entzogen wird. Während die klassische Psychoanalyse nicht auf bestimme Symptome gerichtet ist, wird im Rahmen einer psychoanalytischen Fokaltherapie bei Angststörungen ähnlich symptomorientiert vorgegangen wie in der Verhaltenstherapie.

Konflikte als Ursachen psychischer Symptome

Das psychoanalytische Krankheitsmodell geht davon aus, dass jedem psychischen Symptom ein – zumeist – unbewusster psychischer Konflikt zugrunde liegt und dass diese Konflikte wiederum Ausdruck von Entwicklungsproblemen sind und auf die unzureichende Entfaltung unterschiedlicher Persönlichkeitsanteile hinweisen. Dementsprechend besteht das Hauptziel in der Ich-Stärkung bzw. Nachreifung vor dem Hintergrund einer emotionalen Mangelsituation. Der Therapeut bietet dem Angstpatienten die Möglichkeit, innerhalb eines Sicherheit vermittelnden Beziehungsraumes (»Containing«) frühere

Angst bewältigen in einer sicheren Beziehung

Beziehungsmuster zu erfahren und auf diese Weise die Angst zu bewältigen. Die Erfahrung, dass Menschen mit Angststörungen vielfach große Schwierigkeiten haben, auf eine innere Welt (Gefühle, Erinnerungen, Bilder von wichtigen anderen) zurückzugreifen und stattdessen unmittelbar abhängig sind von der konkreten Anwesenheit eines anderen Menschen, wird dabei auf schwierige und widersprüchliche Erfahrungen in der Begegnung mit Eltern und anderen Bezugspersonen zurückgeführt. In der Lebensgeschichte vieler Patienten mit Angststörungen finden sich vielfältige Hinweise darauf, dass Beziehungserfahrungen zu wenig Gewicht bekamen, um prägend und haltgebend verinnerlicht zu werden. Anstelle eines stabilen Selbstwertgefühls auf der Basis einer Identifikation mit geliebten Bindungspersonen entwickelte sich eine »blasse« innere Welt, bei der die Betroffenen eher vom Konkreten abhängig sind (die Psychoanalyse spricht von »blassen« Repräsentanzen, vgl. Mentzos 1984). Die moderne Bindungsforschung hat viele dieser Einschätzungen der Psychoanalyse bestätigt. Das Dilemma des Angstpatienten stellt sich dementsprechend wie folgt dar: Man kann keine sichere Innenwelt ohne ausreichendes Gefühlserleben entwickeln – Gefühle müssen aber vermieden werden, da die frühere Beziehung, die ständig in der Gegenwart wiederholt wird, selbst mit einer Vermeidung von Gefühlen einherging.

Die Bedeutung von Beziehungserfahrungen

Erkenntnisse der Bindungsforschung

Freud hatte bereits 1917 auf die Besonderheiten der Behandlung von Angststörungen (damals als

Konfrontation ist wichtig

Angstneurosen bezeichnet) hingewiesen und die notwendige Konfrontation mit den gefürchteten Reizen begründet. Diese notwendige Konfrontation mit der Angst ist – trotz aller Unterschiede in Theorie und Praxis – eine wesentliche Schnittstelle zwischen Verhaltenstherapie und psychoanalytischer Psychotherapie. Folgerichtig werden in vielen ambulanten und stationären Behandlungskonzepten von Angststörungen Elemente beider Therapierichtungen miteinander verbunden. Eine Ich-stützende, Autonomie-fördernde Einzeltherapie kann durch eine analytische Gruppenpsychotherapie ergänzt werden, in der die typischen Abwehrmechanismen auch mit Hilfe der Reaktionen der Gruppenmitglieder abgebaut werden können.

Angst als Signal

Die Überlegungen der Psychoanalyse hinsichtlich der Bedeutung der Angst als ein Signal, insbesondere auch in Situationen der Hilflosigkeit innerhalb von prägenden Beziehungen, findet durch neuere wissenschaftliche Ansätze zumindest eine teilweise Bestätigung. In seiner zweiten Angsttheorie beschrieb Freud (1926) Angst als Signal: »Die Gefahrsituation ist die erkannte, erinnerte, erwartete Situation der Hilflosigkeit. Die Angst ist die ursprüngliche Reaktion auf die Hilflosigkeit im Trauma, die dann später in der Gefahrsituation als Hilfssignal reproduziert wird« (Freud 1926).

Panikattacken und Trennungsschmerz

Im Einklang mit psychoanalytischen Überlegungen gehen aktuelle neuropsychologische Ansätze davon aus, dass die Panikattacken durch ein

Trennungsschmerzsystem ausgelöst werden. Dementsprechend reagieren Menschen mit ihrem »Panik-System« – im Unterschied zum allgemeineren Angst-System – speziell auf Bedrohungen des überlebenswichtigen Bindungssystems, z. B. auf Trennung und Verlassenheit.

Ein umfassendes Verständnis der Angst

Zusammenfassend trägt die psychoanalytische Psychotherapie zu einer prozesshaften Entwicklung bei, die mit subjektiven Erfahrungen verknüpft ist und zu einem umfassenderen Verständnis der Angst führt. Die Entfaltung der Übertragungs-Gegenübertragungssituation im Hier und Jetzt (d.h. in der aktuellen Situation werden frühere Beziehungsmuster erfahrbar) ermöglicht die Bewältigung von Angst innerhalb eines Sicherheit vermittelnden Beziehungsraumes (»Containing«). Die Methode der freien Assoziation ermöglicht dabei den Zugang zu verschiedenen zeitlich und räumlich verstreuten Erinnerungsmustern, die bei einer Angst-Entwicklung eine Rolle spielen. Dabei wird deutlich, dass Angst nicht nur ein bestimmtes Symptom darstellt, sondern dass die subjektive Erfahrung von Angst viel weitgehender ist und die ganze Persönlichkeit umfassen kann.

»Gegen jede Angst gibt es eine Pille«

Die medikamentöse Therapie

Medikamentöse Therapie: sehr wirksam

Die medikamentöse Behandlung von Angststörungen ist sehr wirksam. Gehirnzentren, die für die Regulation der Stimmung und des Antriebs verantwortlich sind, können sowohl anlagebedingt vermehrt störanfällig sein oder durch die Einwirkungen biochemischer Veränderungen als Folge von belastenden Lebensumständen in ihrer Funktion verändert werden. Es ist deshalb plausibel, dass diese biologischen Beeinträchtigungen auch auf biologischem Wege, nämlich durch Medikamente, günstig beeinflusst werden können.

Vorbehalte gegen Medikamente

Dennoch irritiert es viele Menschen, wenn – wie es oft heißt – zur »chemischen Keule« gegriffen wird. So beurteilt etwa nur jeder Fünfte die medikamentöse Behandlung einer Panikstörung als positiv. Als Begründung für die ablehnende Haltung wird zumeist angegeben, dass Psychopharmaka die Krankheit »nicht an der Wurzel packen«, d.h. anstatt die Ursachen anzugehen, nur die Symptome zudecken und außerdem zur Abhängigkeit führen. Es wird vermutet, dass Psychopharmaka weniger wirksam seien als Psychotherapie einerseits und die sogenannten »natürlichen Mittel«, d.h. pflanzliche Zubereitungen oder homöopathische Arzneien, andererseits. Nicht zuletzt wird oft befürchtet, dass Psychopharmaka die Persönlichkeit verändern.

Vorbehalte ernst nehmen

Bei all diesen Meinungen handelt es sich um Vorurteile, für die es letztlich keine wissenschaftlichen Belege gibt. Dennoch muss diese negative und überaus kritische Haltung Psychopharmaka gegenüber sehr ernst genommen und im Gespräch mit Angstpatienten über das weitere therapeutische Vorgehen berücksichtigt werden. Ansonsten besteht die Gefahr, dass geeignete medikamentöse Behandlungen nicht eingeleitet bzw. seitens der Patienten vorzeitig beendet werden. Es ist wichtig, dass der behandelnde Arzt stets auf die Vorstellungen eingeht, die für den einzelnen Patienten mit der Einnahme von Psychopharmaka verbunden sind (z.B. das Gefühl der Niederlage, sobald ein »chemisches Mittel« eingenommen wird). Nur auf der Grundlage einer vertrauensvollen therapeutischen Beziehung kann schließlich auch eine erfolgreiche medikamentöse Behandlung durchgeführt werden.

Die beiden wichtigsten Gruppen von Psychopharmaka, die in der Behandlung von Angststörungen eingesetzt werden, sind Beruhigungsmittel (Tranquilizer) und Antidepressiva.

Beruhigungsmittel (Tranquilizer)

Benzodiazepine

Tranquilizer haben angstlösende, beruhigende und entspannende Wirkungen. Die Hauptgruppe der Beruhigungsmittel, die bei Angststörungen zum Einsatz kommen, sind die Benzodiazepine, die seit Anfang der 1960er-Jahre bekannt sind (z.B. Librium®, Valium®). Sie wirken rasch und haben in der Regel wenige Nebenwirkungen. Ihr Nachteil besteht darin, dass nach 4–6 Wochen regelmäßiger Einnahme bereits eine große Abhängigkeitsgefahr besteht. Sie sollten deshalb insbesondere in der Anfangsphase der Behandlung eingesetzt werden, in der die unten beschriebenen Antidepressiva noch nicht ausreichend wirken, und dann nach etwa 4–8 Wochen wieder abgesetzt werden.

Wirkweise

Benzodiazepine wirken, indem sie die Wirkung eines Botenstoffes (GABA) unterstützen, der eine Bremsfunktion im Gehirn hat und für Beruhigung sorgt.

Nebenwirkungen

Zu den Nebenwirkungen der Benzodiazepine gehört eine verlängerte Reaktionszeit, was insbesondere auch die Fähigkeit zum Autofahren erheblich beeinträchtigen kann. Abends zur Behandlung von Schlafstörungen eingesetzte Benzodiazepine mit langer Halbwertszeit (d.h. aktive Stoffwechselprodukte des Medikaments wirken über 24 Stunden und länger nach) bewirken unerwünschte morgendliche Müdigkeit (Tagesrestwirkung), bei längerer Einnahmedauer fühlen sich die Patienten auch tagsüber müde.

Gefahr der Abhängigkeit

Wegen der Abhängigkeitsgefahr unter Benzodiazepinen werden gelegentlich chemisch andersartige Tranquilizer ohne Abhängigkeitseffekt (Buspiron, Buspar®, Bespar®) eingesetzt. Diese wirken erst nach mehreren Wochen und weisen – außer dem fehlenden Abhängigkeitseffekt – keine weiteren Vorteile gegenüber Benzodiazepinen auf. Mit Benzodiazepinen vorbehandelte Patienten profitieren wenig von einer Behandlung mit Buspiron.

Schwer trennbare Wirkungen

Benzodiazepine wirken auf die Vielzahl von Vorgängen im Gehirn ein, bei denen GABA beteiligt ist. Eine Trennung der unterschiedlichen Wirkungen (z.B. angestrebte Angstlösung im Gegensatz zur beeinträchtigenden Dämpfung) ist bisher nicht gelungen. Die reizabschirmende Wirkung der Benzodiazepine schließt schlafanstoßende, muskelentspannende und krampflösende Effekte ein. Das Ausmaß der Dämpfung ist teilweise von der einzelnen Substanz, insbesondere von der Dosierung abhängig. Die klassischen Benzodiazepine sind nicht angstspezifisch, d.h. sie aktivieren stets alle vier $GABA_A$-Rezeptoren (α_1, α_2, α_3, α_5). Untersuchungen an der Universität und ETH Zürich haben inzwischen gezeigt, dass Benzodiazepine die angstlösende Wirkung über den α_2-Subtyp entfalten, die Nebenwirkungen (Schläfrigkeit, Vergesslichkeit) über den α_1-Subtyp. Das Ziel besteht darin, Tranquilizer zu entwickeln, die selektiv den α_2-Rezeptor aktivieren und damit spezifisch und möglichst nebenwirkungsfrei wirken.

Wann Benzodiazepine?

Benzodiazepine eignen sich nicht als Pille für jede Angst. Ihr Einsatz ist insbesondere beim ersten Auftreten einer Angststörung und in der Anfangsphase einer antidepressiven Therapie bei Panikstörung und Generalisierter Angststörung sinnvoll. Die Behandlung muss stets eingebettet sein in einen Gesamtbehandlungsplan und in eine psychologische Basisberatung. Sollte eine längere Behandlung mit Benzodiazepinen erforderlich sein, so ist in jedem Fall ein engmaschiger Kontakt aller Behandelnden erforderlich, verbunden mit regelmäßigen Absetzversuchen und dem Einsatz weiterer Therapien (Antidepressiva, Psychotherapie). Eine Reduktion der Dosis sollte sehr langsam vorgenommen werden (ca. ein Viertel der Tagesdosis pro Woche), um Entzugserscheinungen zu vermeiden.

Antidepressiva

Es hat sich inzwischen gezeigt, dass eine andere Wirkstoffgruppe, die ursprünglich für die Behandlung von Depressionen entwickelt wurde, auch in der Behandlung von Angststörungen nach mehrwöchiger Behandlungszeit die gleiche Wirksamkeit aufweist wie die Benzodiazepine. Antidepressiva stellen heute die wesentlichste Medikamentengruppe in der Behandlung der Angststörungen dar. Sie haben einen angst- und spannungslösenden Effekt und machen nicht abhängig!

Wirkweise moderner Antidepressiva

Der Wirkmechanismus der modernen, spezifisch wirksamen sogenannten selektiven Serotonin-Wiederaufnahmehemmer (SSRI) besteht darin, dass die Wiederaufnahme von Serotonin aus dem sogenannten synaptischen Spalt in die Nervenzelle gehemmt wird (die Synapse ist die Verbindungsstelle zwischen zwei Nervenzellen). Dadurch wird die Wirkung des Botenstoffes Serotonin verlängert und die Aktivität der Serotonin-Neuronen gefördert. Diese Nervenzellen haben die Aufgabe, die Erregung im Angstnetzwerk des Gehirns zu reduzieren.

Neben den selektiven Serotonin-Wiederaufnahmehemmern hat sich in den vergangenen Jahren eine in ähnlicher Weise wirksame Gruppe moderner Antidepressiva bewährt, die selektiven Serotonin-Noradrenalin-Wiederaufnahmehemmer (SSNRI), z.B. Venlafaxin. Zusätzlich zu der Hemmung der Serotonin-Wiederaufnahme hemmt Venlafaxin auch die Aufnahme von Noradrenalin. Da diese Wirkstoffgruppe auf zwei unterschiedliche Neurotransmittersysteme zielt, wird auch von einem dualen Wirkprinzip gesprochen. Der angstlösende Effekt stellt sich schnell ein, der stimmungsaufhellende Effekt erst nach etwa 1–2 Wochen.

Die Wirkung tritt verzögert ein

Die Wirkung der Antidepressiva tritt mit einer gewissen Verzögerung und schrittweise ein (in den meisten Fällen nach etwa zwei Wochen). Nebenwirkungen sind relativ häufig in den ersten Tagen nach Beginn der Behandlung (z.B. Übelkeit, Kopfschmerzen, Schwitzen). Obwohl diese Nebenwirkungen in der Regel nach wenigen Tagen und nach Fortsetzung der Behandlung abklingen, reagieren viele Angstpatienten darauf auch deswegen irritiert, weil die erwünschte Wirkung des Medikamentes erst später einsetzt.

Nebenwirkungen

Während für alle Antidepressiva gilt, dass keine Abhängigkeitsgefahr besteht, sind die Nebenwirkungen unterschiedlich. Am stärksten sind sie bei den Trizyklika und am geringsten bei den selektiven Serotonin-Wiederaufnahmehemmern. Bei den älteren Antidepressiva (trizyklische Antidepressiva, TZA) überwiegen Nebenwirkungen wie Mundtrockenheit, Müdigkeit, Verstopfung und Gewichtszunahme, bei den reversiblen MAO-Hemmern können zu Beginn der Behandlung Schwindel, Kopfschmerzen und Müdigkeit auftreten. Bei den älteren, sogenannten irreversiblen, nicht-selektiven Hemmern der Monoaminooxidase-A und B (Tranylcypromin) sind

Diätvorschriften

zudem strengere Diätvorschriften zu berücksichtigen (so dürfen Patienten z.B. keine Tyraminhaltigen Nahrungsmittel und Getränke, z.B. gereiften Käse, fermentierte Würste, Schokolade und Alkohol zu sich nehmen), auch dürfen wegen eines möglichen Blutdruckanstiegs keinesfalls gleichzeitig Serotonin-Wiederaufnahmehemmer eingenommen werden. Auch bei den

Bei Angststörungen kommen folgende Antidepressiva zum Einsatz:

- **Trizyklische Antidepressiva (Imipramin, Amitriptylin, Clomipramin),**
- **MAO-Hemmer: Reversible Monoaminooxidase-A-Hemmer (RIMA: Moclobemid), irreversibile MAO-Hemmer der ersten Generation (Tranylcypromin),**
- **selektive Serotonin-Wiederaufnahmehemmer (SSRI, z. B. Fluoxetin, Fluvoxamin, Paroxetin, Sertralin, Citalopram, Escitalopram),**
- **Noradrenalin-Serotonin-selektive Antidepressiva (NaSSR, Mirtazapin),**
- **Serotonin-Noradrenalin-Wiederaufnahmehemmer (SNRI, z. B. Venlafaxin, Milnacipran, Duloxetin),**
- **Noradrenalin-Wiederaufnahmehemmer (NARI, Reboxetin),**
- **Serotonin-Modulatoren (Trazodon).**

neueren Medikamenten kann es zu Beginn der Behandlung vorübergehend zu Übelkeit, Unruhe, sexuellen Störungen (SSRI und SSNRI) und bei höherer Dosierung von Venlafaxin (SSNRI) auch zu einer Blutdrucksteigerung kommen.

Dauer der Einnahme

Die möglichen Nebenwirkungen sollten nicht vergessen lassen, dass viele Patienten mit Angststörungen und Depressionen so gut wie gar nicht unter Nebenwirkungen zu leiden haben. Treten Nebenwirkungen auf, so klingen sie in der Regel nach kurzer Zeit wieder ab. Die Behandlung mit Antidepressiva sollte noch einige Monate nach Eintreten der Besserung fortgesetzt werden. Um Rückfälle zu vermeiden, wird häufig empfohlen, die Einnahme der Antidepressiva noch etwa 12–24 Monate fortzusetzen.

»Ausschleichen« der Medikamente

Wenn nach einer längeren Behandlungszeit und eingetretener Besserung die Medikamente abgesetzt werden, so sollte dies stufenweise, »ausschleichend« über mehrere Wochen erfolgen, da Absetzphänomene auftreten können. Diese äußern sich in Unruhe, Ängstlichkeit, Reizbarkeit, Magen-Darm-Störungen und Schwindelgefühlen und verschwinden in der Regel nach wenigen Tagen.

Hervorzuheben ist, dass die möglichen Nebenwirkungen nicht schlimmer sind als die Angsterkrankung selbst, die häufig mit vielen körperlichen Symptomen wie Übelkeit, Kopfschmerzen, Schlaflosigkeit oder Magen-Darm-Beschwerden einhergehen. Auch nach jahrelanger Einnahme von Antidepressiva sind Spätschäden nicht bekannt.

Pflanzliche Wirkstoffe – eine Alternative?

Die Antwort auf diese Frage ist im Hinblick auf die Behandlung von Angststörungen relativ klar: Es gibt keine Untersuchung, die eine Wirksamkeit naturheilkundlicher Arznei in der Behandlung der Angststörungen beweist. Während z.B. Johanniskraut bei leichten bis mittelschweren Depressionen wirkt, konnte eine therapeutische Wirksamkeit bei Angststörungen nicht nachgewiesen werden. Nicht übersehen werden sollte, dass auch Johanniskraut Nebenwirkungen hat (wie z.B. die Auslösung einer Sonnenallergie) oder dass Wechselwirkungen mit anderen Medikamenten auftreten können.

Johanniskraut

Kava-Kava

Bei Kava-Kava, dem Extrakt des Rauschpfeffers, wurde bei Angststörungen kein Unterschied im Vergleich mit einem Placebo gefunden. Inzwischen wurde allen Kava-Kava-haltigen Präparaten vom Deutschen Bundesamt für Arzneimittel die Zulassung entzogen: Es besteht der Verdacht, dass diese Mittel bei manchen Patienten toxische Leberschäden ausgelöst hatten.

Baldrian

Baldrian, das als Mittel gegen Nervosität und Schlaflosigkeit bekannt ist, wies ebenfalls keinen Unterschied zum Placeboeffekt auf. Zudem kann es bei Einnahme von Baldrian zu erheblichen Nebenwirkungen kommen (u.a. Kopfschmerzen und Herzrasen).

Melisse

Bisher wurde nicht untersucht, ob die als Beruhigungsmittel bekannte Melisse auch bei Angststörungen wirksam ist. Bei der Beurteilung der Wirkung von Melissengeist sollte nicht übersehen werden, dass die beruhigende Wirkung wohl insbesondere auch auf dem hochprozentigen Alkoholgehalt beruht. Auch für Bach-Blüten und für die stark verdünnten homöopathischen Mittel liegen keine Wirksamkeitsnachweise bei Angststörungen vor.

Der Placeboeffekt …

Dies schließt nun nicht aus, dass in dem einen oder anderen Fall die erwähnten Mittel tatsächlich hilfreich waren bzw. zu einer Besserung beigetragen haben. Bei allen therapeutischen Eingriffen – dies gilt auch für die medikamentöse Therapie und die Psychotherapie – sind auch zusätzliche psychologische Faktoren bedeutsam, die unter dem Begriff »Placeboeffekt« zusammengefasst werden. Ein Placebo (lateinisch: »Ich werde gefallen«) ist ein Scheinmedikament mit harmlosen Inhaltsstoffen, das durch den Glauben des Patienten an eine Wirkung tatsächlich Wirkeffekte zeigt, obwohl keine pharmakologische Wirkung vorhanden ist. Der Placeboeffekt stellt eine unbewusste Aktivierung der Selbstheilungskräfte des Menschen dar; er ist somit keineswegs »bloße Einbildung«, sondern geht mit messbaren körperlichen und seelischen Gesundungseffekten einher.

… erstaunlich hoch

Der Placeboeffekt ist bei verschiedenen körperlichen und seelischen Erkrankungen erstaunlich hoch. Die meisten Studien belegen die Wirksamkeit der Antidepressiva, unterstreichen jedoch auch, dass die Verbesserungen etwa zu 25–50 Prozent durch den Placeboeffekt bedingt sind. Dies gilt auch für Menschen mit einer Angststörung, die – nach zuvor oftmals langer Resignation – wieder Hoffnung schöpfen, dass ihr Zustand veränderbar ist. Bei der Einschätzung der

Wirksamkeit ist ferner auch die Anzahl an Spontanheilungen zu berücksichtigen, die nicht auf spezifischen therapeutischen Eingriffen beruhen.

Medikamente und/oder Psychotherapie?

Häufig wird die Frage gestellt, ob die medikamentöse Angstbehandlung mittels Psychopharmaka und die Psychotherapie einander ausschließen: Geht man davon aus, dass es keine alleinige Ursache für eine Angststörung gibt, sondern dass diese auf einem komplizierten Zusammenspiel von Anlage, biologischen und seelischen Faktoren beruht, so liegt es nahe, dass auch die Behandlung mehrdimensional durchgeführt werden sollte. Dies geschieht auch in der klinischen Praxis bei den meisten Patienten, insbesondere bei höherem Schweregrad der Störung.

Vorteile der Kombinationsbehandlung

Vergleichsstudien zeigen, dass Psychotherapie und medikamentöse Behandlung etwa gleich wirksam sind und dass die Kombinationsbehandlung gegenüber einer alleinigen Psychotherapie vielfach Vorteile aufweist. Patienten mit Angststörungen kann dementsprechend empfohlen werden, sich mit Medikamenten und Psychotherapie behandeln zu lassen. Die früheren Vorbehalte gegenüber einer Kombinationstherapie auf Seiten der Verhaltenstherapie (mit dem Argument, eine erfolgreiche Konfrontationstherapie könne nur nach Absetzen der Medikamente durchgeführt werden) und auf Seiten der psychoanalytischen Psychotherapie (wenn Angst medikamentös unterdrückt werde, bleibe die Quelle der Probleme weiterhin verschlossen, und Medikamente trügen zu einem mechanistischen

Krankheitsverständnis bei) wurden inzwischen relativiert. Eine erfolgreiche medikamentöse Angstbehandlung kann ganz wesentlich die Psychotherapie unterstützen und durch Psychotherapie kann eine notwendige medikamentöse Behandlung und die Bereitschaft der Patienten dazu (»compliance«) gefördert werden.

Entspannungsverfahren

Im Zusammenhang mit der Frage einer geeigneten Kombinationstherapie werden oft auch Entspannungsverfahren (z. B. das autogene Training, die progressive Muskelrelaxation, die Hypnose und das Biofeedback) erwähnt. Für keines dieser Verfahren liegt jedoch ein spezifischer Wirksamkeitsnachweis bzw. der Nachweis einer überlegenen Wirkung im Vergleich mit anderen Verfahren in der Behandlung von Angststörungen vor. Auch besteht ein grundsätzliches Problem bei der Anwendung von Entspannungsverfahren bei Angstpatienten darin, dass ihre ohnehin vorhandene verstärkte Beobachtung der eigenen Körperfunktionen dadurch noch verstärkt werden könnte.

»Einmal Angst, immer Angst«

Was die Forschung dazu sagt

Verhaltenstherapie: erwiesenermaßen wirksam

In zahlreichen Studien konnte gezeigt werden, dass mittels der Verhaltenstherapie etwa 75 Prozent der Agoraphobie-Patienten dauerhaft geheilt werden konnten und dass die Behandlungserfolge auch nach längerer Zeit stabil blieben. Bei 75–80 Prozent der Patienten mit Panikstörungen konnte ebenfalls ein günstiger Langzeitverlauf nachgewiesen werden. Bei der Generalisierten Angststörung sind die Erfolgsraten geringer (57,9 Prozent).

Die Wirksamkeit der systematischen Desensibilisierung bei spezifischen Phobien ist belegt, jedoch erwies sich in den letzten beiden Jahrzehnten die gestufte bzw. massierte Reizkonfrontation als weitaus effizienter (klinische Verbesserungen in 80–95 Prozent der Fälle). Bei der sozialen Phobie führt die Kombination von sozialem Kompetenz-Training, Reizkonfrontation in der Realität und kognitiver Umstrukturierung ebenfalls bei etwa 80 Prozent der Patienten zu Besserungen.

Die Verhaltenstherapie bei Zwangsstörungen weist eine durchschnittliche Erfolgsquote von 75 Prozent auf. Die Wirkung einer Verhaltenstherapie wird bei schweren Angst- und Zwangsstörungen durch eine medikamentöse Behandlung wesentlich verbessert.

Wirksamkeit psychoanalytischer Psychotherapie

Die Erfolge der psychoanalytischen Psychotherapie bei Angststörungen werden überwiegend mittels der Beschreibung von Einzelfällen (Fallvignetten) dargestellt. Es fehlen bisher Vergleiche mit unbehandelten oder anders behandelten Kontrollgruppen. Die Wirksamkeit psychodynamischer Methoden konnte bei etwa 75 Prozent der Patienten im Rahmen einer stationären Behandlung gezeigt werden. Psychoanalytische Verfahren werden in der stationären Angstbehandlung häufig ergänzt durch die Expositionstherapie aus der Verhaltenstherapie. Die Erfolge einer solchen kombinierten Psychotherapie waren am besten bei der Agoraphobie (61,4 Prozent) und bei Panikstörungen (52,5 Prozent), weniger günstig bei der Generalisierten Angststörung (40 Prozent).

Therapien im Zeitverlauf

Die Therapiestudien unterstreichen, dass Angststörungen erfolgreich behandelt werden können. Psychotherapie und medikamentöse Therapie können miteinander verbunden werden. Wenn es zu Rückfällen kommt, so kann an die frühere Behandlung angeknüpft werden. Daneben spielt auch die Zeit eine Rolle: Leichtere Angststörungen können bereits nach kurzer Zeit ohne Behandlung abklingen (Spontanremission). Mit zunehmendem Alter wird es immer unwahrscheinlicher, an einer Angststörung zu erkranken (der Altersgipfel – also das Lebensalter, in dem statistisch gesehen, die meisten Angsterkrankungen erstmalig auftreten – liegt bei 36 Jahren).

»Bloß nicht mit anderen Angstkranken sprechen, sonst wird die Angst immer schlimmer«

Selbsthilfe, Selbsthilfegruppen und Rückfallprophylaxe

Selbsthilfe spielt eine wichtige Rolle

Nicht jeder Mensch, der unter einer Angststörung leidet, muss medikamentös oder psychotherapeutisch behandelt werden. Selbsthilfe allein kann bereits sehr erfolgreich sein, kann darüber hinaus eine mögliche Behandlung vorbereiten helfen bzw. deren Wirkung im weiteren Verlauf unterstützen.

Selbsthilfe durch Bücher

Selbsthilfebücher können eine sinnvolle und sehr wichtige Ergänzung zur fachspezifischen psychotherapeutischen und/oder psychiatrischen Behandlung darstellen (z. B. Matthews et al. 1994). Ein besseres Verständnis der Angststörung wird bereits durch die genauere Analyse der Symptome, deren Auftretens, ihrer Auswirkungen und möglicher Therapieziele erlangt:

Angst-Tagebuch

Das Führen eines Angst-Tagebuches kann bereits als aktiver Umgang mit den eigenen Ängsten angesehen werden, indem sich die Betreffenden mit ihren Ängsten konfrontieren, anstatt sie zu meiden (z. B. durch Ablenkung). Nicht zuletzt ist es auch eine wichtige Unterstützung einer möglichen Psychotherapie.

Selbsthilfegruppen

Die Teilnahme an Selbsthilfegruppen für Angststörungen kann sehr hilfreich sein. Die gemeinsame Erfahrung in einer Gruppe gleichfalls Betroffener kann wesentlich dazu beitragen, sich selbst besser zu verstehen und zu akzeptieren. Eigene Erfahrungen im Hinblick auf die Entwicklung von Angstsymptomen und Vermeidungsverhalten können mit denen anderer verglichen werden und zur gemeinsamen Entwicklung günstigerer Problemlösungen herangezogen werden. Auf diese Weise wird auch ein erster Schritt unternommen, um die soziale Isolation vieler Angstkranker zu überwinden. Das Muster des »Nicht-auffallen-Wollens« (bei sozialen Phobien) wird durchbrochen. Das Reden mit anderen Angstkranken verringert die Angst, anstatt sie zu vergrößern.

Angst hat einen Sinn

Angst signalisiert Gefahren und hilft, sie zu überwinden. Sie kann sich aber auch krankhaft verselbstständigen. Beide Formen von Angst haben einen Sinn: So wie die Angst geholfen hat, zu überleben, so können auch Angststörungen überwunden werden und auf diese Weise ganz wesentlich zur Weiterentwicklung eines Menschen beitragen.

Angst ist ein Signal, Angst ist auch eine Lehrerin, die helfen kann, zu sich selbst zu finden. Nicht nur für das Märchen, sondern auch für das tägliche Leben gilt die Einschätzung des dänischen Philosophen Sören Kierkegaard: »Wer daher gelernt hat, sich zu ängstigen nach Gebühr, der hat das Höchste gelernt.«

Anhang

Adressen

Informationen zu örtlichen Selbsthilfegruppen finden sich im Internet bzw. über den Dachverband der Selbsthilfegruppen (www.panik-attacken.de, www.nakos.de, www.kosch.ch, www.club-d-a.at, www.promente-wien.at).

Ausgewählte Literatur

Bach M., Nutzinger D. O. (1995) Langzeitverlauf von Angsterkrankungen. In: Kasper S., Möller H.-J. (Hrsg.) Angst- und Panikerkrankungen. G. Fischer, Jena, S. 157–178

Bandelow B., Spath C., Tichauer G. A., Broocks A., Hajak G., Ruther E. (2002) Early traumatic life events, parental attitudes, family history, and birth risk factors in patients with panic disorder. Comprehensive Psychiatry 43 (4): S. 269–278.

Böker H. (2005) (Hrsg.) Psychoanalyse und Psychiatrie: Geschichte, Krankheitsmodelle und Therapiepraxis. Springer, Berlin, Heidelberg, New York

Böker H., Hell D. (2002) (Hrsg.) Therapie der affektiven Störungen: Psychosoziale und neurobiologische Perspektiven. Schattauer, Stuttgart, New York

Flatten G., Gas O., Hofmann A., Liebermann P., Redemann L., Siol T., Wöller W., Petzold E. R. (2004) Posttraumatische Belastungsstörung. Leitlinien und Quellentext. Schattauer, Stuttgart

Freud S. (1895) Studie über die Berechtigung von der Neurasthenie einen bestimmten Symptomenkomplex als Angstneurose abzudrängen. Sigmund Freud, Gesammelte Werke I. S. Fischer-Verlag, Frankfurt/M., S. 313–342

Freud S. (1926) Hemmung, Symptom und Angst. Sigmund Freud, Gesammelte Werke XIV. S. Fischer-Verlag, Frankfurt/M., S. 113–205

Hamm A. (1997) Furcht und Phobien: Physiologische Grundlagen und klinische Anwendungen. Hogrefe, Göttingen

Hand I. (1996) Expositionsbehandlung. In: Linden M., Hautzinger M. (Hrsg.) Verhaltenstherapie. Techniken, Einzelverfahren und Behandlungsanleitungen. Springer, Berlin. 3. überarbeitete und erweiterte Auflage, S. 139–149

Hüther G. (1998) Biologie der Angst: Wie aus Stress Gefühle werden. 2. Auflage. Vandenhoeck und Ruprecht, Göttingen

Izard C. E. (1991) The psychology of emotions. Plenum Press, New York, London

Kast V. (1996) Vom Sinn der Angst. Wie Ängste sich festsetzen und wie sie sich verwandeln lassen. Herder Spektrum, Freiburg, Basel, Wien

Kendler K. S., Neale M. C., Kessler R. C., Heath A. C., Eaves L. J. (1992) Generalized anxiety disorder in women. A population-based twin study. Arch Gen Psychiatry 49 (4), S. 267–272

Kessler R. C., et al. (1994) Lifetime and 12-month prevalence of DSM-III-R psychiatric disorders in the United States. Results from the National Comorbidity Survey. Arch Gen Psych 51, S. 8–19

Le Doux J. (1998) Das Netz der Gefühle. Wie Emotionen entstehen. Hansa, München

Margraf J., Schneider S. (1990) Panik, Angstanfälle und ihre Behandlung. Springer, Berlin. 2. überarbeitete Auflage

Marks I. (1993) Ängste. Verstehen und Bewältigen. Springer, Berlin. 2. Auflage

Matthews A., Gelder N., Johnston D. (1994) Platzangst. Ein Übungsprogramm für Betroffene und Angehörige. Deutsche Bearbeitung: Hand I., Fissler-Wilker C., 2. Auflage. Karger, Basel

Mentzos S. (1984) (Hrsg.) Angstneurose – psychodynamische und psychotherapeutische Aspekte. S. Fischer-Verlag, Frankfurt/M.

Morschitzky H. (2004) Angststörungen: Diagnostik, Konzepte, Therapie, Selbsthilfe. 3. überarbeitete und erweiterte Auflage. Springer, Wien, New York

Perkonigg A., Wittchen H.-U. (1995) Epidemiologie von Angststörungen. In: Kasper S., Möller H.-J. (Hrsg.) Angst- und Panikerkrankungen. G. Fischer, Jena, S. 137–156

Richter H.-E., Beckmann D. (1969) Herzneurose. 4. Auflage 1995. Georg Thieme, Stuttgart

Rief W., Fichter M. M. (1995) Verhaltenstherapie von Angsterkrankungen. In: Kasper S., Möller H.-J. (Hrsg.) Angst und Panikerkrankungen. G. Fischer, Jena, S. 395–411

Riemann F. (1975) Grundformen der Angst. Eine tiefenpsychologische Studie. Hans Marseille Verlag, München

Schmidt-Traub S. (2001) Angst bewältigen. Selbsthilfe bei Panik und Agoraphobie. 2., neu bearbeitete Auflage. Springer, Berlin

Wittchen H.-U., Hoyer J., Beesdo K., Krause P. (2001) Probleme und Defizite in der hausärztlichen Versorgung von Generalisierten Angststörungen. Konsequenzen der GAD-Studie und Prioritäten für eine verbesserte Versorgung. München Medizinische Wochenschrift – Fortschritte der Medizin 119, Sonderheft 1, S. 42–49.

Wittchen H.-U., Zhao S., Kessler R. C., et al. (1994) DSM-III-R generalized anxiety disorder in the National Comorbidity Survey. Arch Gen Psychiatry 51, S. 355–364

Wolpe J. (1958) Psychotherapy by reciprocal inhibition. Stanford University Press, Stanford, CA